Bakhtiyor Ergashev
Shukurali Eshkabilov
Nurali Nazarov, B. Ismadiyarov

Atresia esofágica em recém-nascidos

Bakhtiyor Ergashev
Shukurali Eshkabilov
Nurali Nazarov, B. Ismadiyarov

Atresia esofágica em recém-nascidos

(Diagnóstico e tratamento)

Este livro é uma tradução do original publicado sob ISBN 978-620-0-22481-1.

Publisher:
Sciencia Scripts
is a trademark of
International Book Market Service Ltd., member of OmniScriptum Publishing Group
17 Meldrum Street, Beau Bassin 71504, Mauritius
Printed at: see last page
ISBN: 978-620-3-33400-5

ERGASHEV B.B. , ESHKABILOV SH. D., N.N. NAZAROV. , ISMADIYAROV B.U.

ATRESIA ESOFÁGICA EM RECÉM-NASCIDOS

(DIAGNÓSTICO E TRATAMENTO)

MONOGRAFIA

CONTEÚDO

LISTA DE ABREVIATURAS E SÍMBOLOS

AP - atresia esofágica

CHD - malformação congénita

CHD - defeito congénito do coração

IUI - infecção intra-uterina

GER - refluxo gastro-esofágico

DIC - coagulação intravascular disseminada

DN - insuficiência respiratória

DOMS - dupla ramificação dos navios principais

IG - tracto gastrointestinal

Desnutrição fetal - atraso no desenvolvimento intra-uterino

Ventilação - ventilação pulmonar   artificial

HA - falha da anastomose

NSG - neurosonografia

OPMC - Centro Médico Multidisciplinar Regional da Criança

OPC - Centro Perinatal Regional

IRA - infecção respiratória viral aguda

RMI - Associação Médica Distrital

ROC - Centro Perinatal Republicano

TBD - árvore traqueobrônquica

CNS - sistema nervoso central

EchoCG - ecocardiografia

INTRODUÇÃO

Segundo a Organização Mundial de Saúde (OMS), "as malformações congénitas e os nascimentos prematuros são as causas mais importantes da mortalidade infantil, causando 303.000 mortes anuais durante as primeiras 4 semanas de vida"[1]. Segundo o Sistema Internacional de Informação sobre Defeitos de Nascimento (IBIS) e o Comité Europeu de Acompanhamento de Defeitos de Nascimento (EUROCAT) "a atresia esofágica (DAE) é um defeito de nascença grave com uma incidência de 1 por 2440-4500 recém-nascidos. Ao mesmo tempo, há uma elevada incidência de anomalias combinadas, atingindo 55,3%, das quais 31,6% são anomalias combinadas múltiplas e 23,7% são associações de doenças e anomalias cromossómicas" . Os avanços em neonatologia, cirurgia pediátrica, cuidados intensivos e anestesiologia neonatal nos últimos 10-15 anos reduziram a mortalidade entre crianças com AS de 50-60% para 11,2%. [2]Apesar dos sucessos da correcção cirúrgica da atresia esofágica, mantém-se uma elevada taxa de complicações pós-operatórias - 40-60%. De acordo com dados da literatura mundial, "as complicações mais frequentes após a esofagoplastia são a incompetência da anastomose, estenose e refluxo gastroesofágico"[3]. Os cirurgiões concentram a sua atenção no tratamento destas complicações. A elevada percentagem de anomalias concomitantes, complicações e deficiências em crianças, e os custos económicos significativos da sua reabilitação determinam a relevância e significado social deste problema.

Na prática mundial, estão actualmente em curso estudos científicos multicêntricos que visam vários aspectos da verificação da AS, nomeadamente estudos de micro-matriz do genoma desta malformação e

[1] Organização Mundial de Saúde. Congenital anomalias. ficha técnica nº 24. Sítio da Organização Mundial de Saúde. 2016. http://www.who.int/en/news-room/fact-sheets/detail/congenital-anomalies.

[2] Atresia esofágica com ou sem fístula traqueo-esofágica (por 10.000 nascimentos) para os seguintes registos: Todos os Registos, últimos 5 anos. http://www.eurocat-network.eu/ http://www.we-are-eat.org/what-is-esophageal-atresia-ea/

[3] P. F. M. Pinheiro, A. C. Simões e Silva, R. M. Pereira, Conhecimentos actuais sobre atresia esofágica. Revista mundial de gastroenterology : WJG. 2012.- 18, pp. 3662-72. https://doi.org/10.3748/wjg.v18.i28.3662.

malformações combinadas, estudo dos factores de risco pré-natal, causas de detecção tardia, natureza fisiopatológica das complicações. É dada especial atenção ao estudo dos problemas de verificação pré-natal precoce do SA, concomitantemente com outras malformações fetais para melhorar e desenvolver novas posições metodológicas. A fase moderna de desenvolvimento da cirurgia do AS caracteriza-se também pela necessidade de resolver problemas complexos associados a anomalias concomitantes, grandes diástases entre segmentos esofágicos, e várias complicações. A este respeito, a melhoria do diagnóstico precoce ante e pós-natal, as tácticas de gestão de pacientes com EA em diferentes fases de tratamento tendo em conta as anomalias concomitantes, as patologias somáticas e complicações associadas, e a melhoria dos métodos de correcção desta malformação são os aspectos determinantes para melhorar a taxa de sobrevivência dos recém-nascidos com EA.

Nas últimas décadas, vários trabalhos fundamentais têm sido dedicados à melhoria dos métodos de diagnóstico e tratamento cirúrgico de recém-nascidos com AS. Foi identificado o potencial da ecografia no diagnóstico pré-natal do AS (Spaggiari E. [4]). No entanto, o diagnóstico pré-natal por ultra-sons apresenta frequentemente dificuldades significativas e, na maioria dos casos, baseia-se na detecção de sinais indirectos como a falta de visualização do estômago ou o seu tamanho consistentemente pequeno com observação dinâmica e a presença de polidrâmnios. De acordo com S. Tracy [5]et al.   "as dificuldades no diagnóstico pré-natal do AS devem-se principalmente ao facto de a ausência de imagem gástrica fetal ser bastante rara. A mais comum é a fístula traqueo-esofágica, que é distal à atresia, permitindo que o líquido amniótico entre no estômago. Tornou-se possível

[4] Spaggiari E. et al. Desempenho do diagnóstico pré-natal na atresia esofágica // Diagnóstico pré-natal - 2015- Vol. 35, pp. 888-893.
[5] Tracy S, Buchmiller T, Ben-Ishay O, Barnewolt C, Connolly S, Zurakowski D, Phelps A, Estroff J. A Hipofaringe Fetal Distendida: A Sensitive and Novel Signosis for the Prenatal Diagnosis of Esophageal Atresia // Journal of Pediatric Surgery - 2018 - Vol. 53, pp. 1137-1141.

detectar SA no feto por ressonância magnética pré-natal (Ethun C. G[6]). No entanto, o valor diagnóstico da ressonância magnética ainda é baixo. Isto porque não está disponível em todos os centros perinatais, requer que o feto engula o líquido amniótico durante o procedimento e não permite a visualização do segmento distal do esófago. O interesse científico para as questões de gestão intensiva de pacientes com SA em períodos pré-operatórios, intra e pós-operatórios não diminui (Syzdykbaev M.K.[7]). Este problema diz respeito tanto a neonatologistas, cirurgiões como a especialistas em cuidados intensivos. O diagnóstico atempado de AS concomitante também é actualmente muito difícil, o que requer melhorias e desenvolvimento de novas abordagens metodológicas.

A análise dos dados da literatura mundial, dedicados ao tratamento cirúrgico do AS, mostra que nos últimos anos foram propostos e utilizados vários métodos de anastomose esofágica primária destinados a eliminar grandes diastasias entre segmentos esofágicos[8]. A utilização de[9]técnicas toracoscópicas minimamente invasivas tornou-se um feito moderno e uma tendência promissora. A maioria dos cirurgiões pediátricos usa suturas nodais de uma linha ao aplicar anastomose esofágica a recém-nascidos. No entanto, como acima referido, o número de complicações pós-operatórias[10], tais como incompetência de anastomose e mediastinite, refluxo gastroesofágico permanece elevado. A razão é a peculiaridade anatómica e fisiológica deste defeito, diagnóstico tardio, gestão inadequada dos pacientes em diferentes fases de tratamento, inconvenientes dos métodos tradicionais de aplicação da anastomose.

---

[6] Ethun C. G., Fallon S. C., Cassady C. I., Mehollin-Ray A. R., Olutoye O. O. O., Zamora I. J. Cass D. L. A ressonância magnética fetal melhora a precisão diagnóstica em pacientes encaminhados para um centro fetal por suspeita de atresia esofágica // In Journal of Pediatric Surgery. - 2016.- Vol. 49, pp. 712-715.

[7] Syzdykbaev M. K., Tumarbaev I. T., Salambaev R. Ch. et al. Problemas de diagnóstico e cuidado de recém-nascidos com atresia esofágica // Ciência e saúde pública. - – 2013. - №1. - – C. 20-22.

[8] Koivusalo A., Pakarinen M., Rintala R. Resultados modernos da atresia esofágica: experiência de centro único ao longo dos últimos vinte anos. J Pediatr Surg 2013;48:297-303.

[9] Holcomb, George; Holcomb, George W. Thoracoscopic surgery for esophageal atresia//Pediatric Surgery International - 2017 - Vol. 33 Issue 4, p475-481.

[10] Emelyanova V.A., Akselrov A.M. Obstrução esofágica congénita. Aspectos históricos da resolução do problema (Revisão da literatura) // Ciências Médicas e Educação dos Urais. 2018. T. 19. № 1 (93). C. 170-175.

A análise da literatura mostra que as questões de diagnóstico precoce, gestão e tratamento cirúrgico do AS estão entre os problemas urgentes e não resolvidos da cirurgia pediátrica moderna. Percentagem significativa de resultados insatisfatórios, falta de opção de tratamento óptimo para este defeito tendo em conta as anomalias concomitantes e as patologias somáticas encorajam a continuação da investigação neste campo. O acima exposto dita a necessidade de desenvolver e implementar abordagens óptimas para o diagnóstico e tratamento cirúrgico do AS em cirurgia pediátrica.

CAPÍTULO I. ESTADO ACTUAL DO PROBLEMA DA ATRESIA GASTROINTESTINAL. QUESTÕES DE ETIOPATOGENIA, DIAGNÓSTICO E TRATAMENTO

A atresia esofágica é uma malformação congénita que consiste em dois segmentos que não comunicam um com o outro, cada um dos quais pode terminar cegamente ou por uma fístula que comunica com a árvore traqueobrônquica.

A história da atresia esofágica começa em 1670, quando W. Durston descreveu a anomalia como um segmento esofágico superior com fim cego num gémeo conjunto (toracopago). O primeiro relatório sobre a forma típica do AS com fístula traqueo-esofágica inferior pertence a T. Gibson, que apresentou a descrição anatómica clínica e patológica mais detalhada da malformação em 1697 no livro "Anatomia dos Corpos Humanos Epitomizada" [1; p.115, 2; p.10, 3; p.1635].

A atresia esofágica no recém-nascido foi diagnosticada pela primeira vez em 1888, mas os clínicos só se interessaram por este defeito no início do século passado. Em 1929, o radiologista americano E. Vogt foi o primeiro a fazer um diagnóstico radiológico da malformação e propôs uma classificação das formas anatómicas do AS. Foram então propostas várias classificações de malformação esofágica: W. E. Ladd (1944), R. E. Gross (1953), Kluth (1976). A classificação de R. E. Gross (1953) parecia ser mais conveniente. Distinguia 5 subtipos de AS [4; p. 38, 5; p. 170, 7; p.491].

A atresia esofágica com uma fístula traqueo-esofágica inferior (tipo "C") é a mais comum (85-90%). A atresia esofágica com fístula traqueo-esofágica superior e inferior (tipo D) ou apenas com fístula superior (tipo B) é rara (1-2%), tal como a SCC isolada (tipo E) sem atresia esofágica (4%). A atresia esofágica isolada (sem TPS) (tipo A) é também rara (5%) e quase sempre acompanhada por uma grande diástatica entre os segmentos. Esta classificação, do ponto de vista dos clínicos, provou ser a mais bem sucedida. A sua principal característica é a estimativa do papel das fístulas traqueo-esofágicas que definem o curso posterior da doença [4; c.38, 5; c. 170, 6; c.371, 7; c. 491].

1.1. Aspectos actuais da embriogénese, epidemiologia e diagnóstico da atresia esofágica

O período embrionário dura de 3 a 8 semanas de gestação. Durante este período, a diferenciação celular ocorre com a formação de diferentes tecidos e órgãos do embrião (fase de organogénese). É durante este tempo que ocorre a maioria das malformações grosseiras. O complexo processo de formação de embriões em várias etapas a partir de um óvulo fertilizado é definido por uma série de interacções precisamente sincronizadas de factores genéticos e ambientais [13; p. 731, 34;p.264]. No decurso da ontogénese, toda uma cascata de genes é incluída sequencialmente no desenvolvimento, proporcionando os processos de diferenciação dos tecidos e formação da estrutura dos órgãos. A perturbação de qualquer uma das fases deste processo pode levar à perturbação ou término do desenvolvimento futuro do embrião [8; p.471, 9; p.423]. Normalmente, por 4-5 semanas de desenvolvimento intra-uterino, há uma separação completa do tubo esofágico, revestido com epitélio monocamada, das vias respiratórias. Depois há proliferação de epitélio em epitélio de várias camadas e formação de lúmen esofágico por vacuolização do epitélio. O impacto patológico sobre o embrião durante o período de "vacuolização" leva à formação de atresia mais frequentemente onde os processos de obliteração temporária são mais pronunciados [10; p.125]. Um dos principais mecanismos de formação de atresia é a morte celular ou, pelo contrário, a violação da morte celular programada - apoptose. Como resultado, os processos de reabsorção de tecidos, processos de recanalização e abertura de aberturas naturais são perturbados, o que leva à atresia de órgãos [11; p.103, 12; p.987].

Ao longo dos anos, muitas teorias que explicam a embriogénese da PA têm sido propostas. A teoria mais popular é que a atresia esofágica é o resultado de uma formação anormal do septo traqueo-esofágico, que divide o intestino anterior na parte ventral, a traqueia, e a parte dorsal, o esófago. Após o 20º dia de gestação, há uma separação da parte dorsal do intestino primário (esófago) da parte ventral (traqueia) na região da carina, espalhando-se na direcção cefálica. Quando a direcção e a taxa de crescimento da traqueia e do esófago e os processos de vacuolização não coincidem, ocorre uma malformação do esófago, cuja formação final termina no dia 40 [7; p.492, 13; p.732, 14; p.2].

A etiologia da atresia esofágica é multifactorial e permanece desconhecida. Tanto factores hereditários como externos podem ser a causa desta malformação [15; p.492, 13; p.732, 14; p.2, 22; p.1126]. A grande maioria dos casos de atresia esofágica é esporádica, com uma taxa de herança inferior a 1% [7; p.492, 16; p.165]. Ao mesmo tempo, este defeito é 2-3 vezes mais frequente entre os gémeos [17; p. 354, 18; p. 187; 19; p. 526, 30; 56-58]. Existem publicações únicas na literatura sobre factores pré-natais que influenciam o desenvolvimento do SA que não revelam este problema [80; p. 1119, 81; p. 1042]. A atresia esofágica é frequentemente encontrada em doenças cromossómicas (Edwards, Down syndromes), em 7% dos casos é um componente de síndromes de múltiplas malformações congénitas de etiologia não cromossómica [16; p.165, 20; p.288, 21; p.71, 33; p.325]. Foi estabelecido que a incidência de patologia congénita concomitante depende da variante clínica da doença. Assim, cerca de metade das crianças com atresia esofágica e fístula traqueo-esofágica têm anomalias de desenvolvimento concomitantes, que afectam negativamente os resultados do tratamento e são a causa de morte [22; p.1125, 23; p.610, 24; p.39-40, 28; p.53]. Na atresia esofágica isolada sem TPS, são encontradas anormalidades de outros órgãos e sistemas em 65% dos casos [25; p.393, 38;].

Um estudo populacional conduzido pelo grupo de trabalho EUROCAT (Comité Europeu de Acompanhamento das Anomalias Eesofágicas) em 2012 mostrou que a prevalência da atresia esofágica não se alterou significativamente nos últimos 20 anos. Especificamente, a prevalência cumulativa da atresia esofágica em 23 países europeus foi de 2,43 por 10.000 recém-nascidos. Foi demonstrada uma elevada incidência de anomalias co-mórbidas de 55,3%, das quais 31,6% tinham múltiplas anomalias co-mórbidas e 23,7% tinham associações de doenças e anomalias cromossómicas. VACTERL - malformações associadas foram observadas em 9,6% dos casos e CHARGE - síndrome em 1,0%. A idade gestacional inferior a 37 semanas foi de 38,5%. A taxa de sobrevivência de recém-nascidos com EA sem malformações associadas no prazo de uma semana entre todos os recém-nascidos variou de 11,5% a 92,9% [26; pp. 227-232, 27; p. 60].

Os métodos modernos de diagnóstico de SA têm como objectivo a detecção pré-natal deste defeito. Segundo os Registos Internacionais e Europeus (Clearinghause for Birth Defects Monitoring Systems e European Registry of Congenital Anomalies and Twins Eurocat), a incidência de FA em recém-nascidos é de 21,8 por 1000, e a incidência de malformações fetais pré-natais detectadas é de 5,8 por 1000. Registou-se um aumento de 26% para 36,5% no diagnóstico pré-natal do AS durante os 20 anos de monitorização. Contudo, a taxa de detecção de SA no diagnóstico pré-natal varia significativamente de país para país. Em França, Alemanha, Grã-Bretanha, Espanha AP é diagnosticada antenatalmente em até 50% dos casos, e noutros países europeus - em 10% dos casos ou menos [26; c. 228, 31; c. 1932, 32; c. 5, 35; c. 1938, 37; c. 1854, 49; c. 429].

Muitos autores assinalam dificuldades significativas no diagnóstico desta patologia [36; p.671, 39; p.445-468, 40; p.53]. As dificuldades de diagnóstico de AA estão principalmente relacionadas com o facto de a ausência de imagem gástrica ser bastante rara. A mais frequente é a fístula traqueo-esofágica localizada distalmente ao local da atresia, permitindo que o líquido amniótico entre no estômago [41; c.617, 42; p.459].

Uma vez que a atresia esofágica é combinada com a fístula traqueo-esofágica em 90% dos casos, de acordo com R. Snijders e K. Nicolaides [43], é possível fazer um diagnóstico correcto apenas em 10% dos fetos. De acordo com Guseva [44; p. 38], a detecção deste defeito no período pré-natal só foi possível em 11% dos casos, e os polidrâmnios foram detectados em 72,1% dos casos. Alguns investigadores [45, 46, 47] relatam a presença de líquido amniótico em mulheres grávidas após 20 semanas devido à incapacidade do feto com atresia esofágica de engolir líquido amniótico. No entanto, o volume gástrico fetal foi significativamente reduzido ou completamente indetectável (45% dos fetos examinados), levando à suspeita de atresia esofágica.

Graças aos modernos scanners de ultra-sons, tem sido possível visualizar um segmento esofágico proximal dilatado e hipertrófico [50; p.213, 51; p.847, 52; p.254]. Contudo, o valor diagnóstico actual do ultra-som é relativamente baixo para a detecção desta malformação esofágica. De acordo com S. Tracy (2018), é possível visualizar a extremidade proximal dilatada do esófago fetal após 28 semanas de gestação [53;p.1141]. Outras tecnologias de diagnóstico actuais ainda não alcançaram um elevado grau de precisão e ampla aplicação [54;c.1390, 55; c.714-715, 56; c.1971, 57; c.714, 58; c.314, 59; c.474, 60; c.245]. Portanto, a discussão dos critérios para o diagnóstico pré-natal de EA fetal é extremamente importante e o desenvolvimento de novas posições metodológicas é necessário.

A eficiência dos serviços de diagnóstico pré-natal no nosso país continua a ser baixa. Melhorar os métodos de diagnóstico pré-natal de malformações fetais e a introdução de tecnologias perinatais modernas são as prioridades na redução da mortalidade perinatal no Uzbequistão [61].

A análise da literatura mostra que o diagnóstico pós-natal atempado, a avaliação da gravidade da condição, a estabilização primária do recém-nascido na fase de maternidade, e o transporte seguro são essenciais para um prognóstico favorável das pacientes com AS [62; p.47-48, 63; p.299, 64; p.6-7, 65; p.9, 66; p.20].

No período pós-natal, o quadro clínico da doença é a base do diagnóstico e das tácticas de tratamento dos pacientes. Os sintomas da doença aparecem na criança imediatamente após o nascimento e manifestam-se por hipersalivação, deglutição deficiente, e regurgitação dos alimentos. A sondagem do esófago de um recém-nascido imediatamente após o nascimento é um método fiável e simples para diagnosticar a anomalia [67, 68; p.904]. Nesta malformação, a sonda não passa para o estômago parando (a obstrução é sentida) a 8-12 cm da margem da gengiva. O diagnóstico pode ser confirmado utilizando o teste do Elefante, que consiste em injectar 10 ml de ar no esófago com uma seringa através da sonda. Na atresia esofágica, o ar rapidamente injectado escapa através do nariz e da boca com um ruído característico. No entanto, apesar da simplicidade deste método, existem casos de diagnóstico pós-natal tardio ou errado de AS [69; p. 1389, 70; pp.13-17].

Se uma fístula traqueo-esofágica estiver presente, podem ocorrer problemas respiratórios, ataques de asfixia, tosse durante ou imediatamente após a alimentação. Através da fístula traqueo-esofágica distal, quando a criança está inquieta, o ar inalado entra no estômago e nos intestinos, esticando-os. Isto é acompanhado por cúpulas diafragmáticas altas e insuficiência respiratória. A passagem do conteúdo ácido do estômago através da mesma fístula na traqueia provoca o desenvolvimento de traqueobronquite, atelectasia e pneumonia bacteriana. Crianças com tais malformações desenvolvem frequentemente pneumonia por aspiração [71; c. 39, 72; p. 102]. Contudo, nem sempre é possível identificar o elo principal na patogénese das doenças hemodinâmicas e delinear as principais abordagens e medidas patogénicas para a sua eliminação em recém-nascidos com AS [73; p. 16-18,].

A avaliação da gravidade do recém-nascido que requer transporte inter-hospitalar é um dos problemas mais importantes da neonatologia moderna. Isto deve-se ao elevado risco de transporte, que só pode ser realizado depois de todas as funções vitais estarem estabilizadas, como evidenciado pelos resultados de numerosos estudos de T. Duke e G. Tamburlini [74; p. 205, 75; p. 565]. No Alexandrovich Y.S. et al. (2011) provaram que, com uma preparação adequada do recém-nascido para o transporte, a sua viabilidade excede significativamente os perigos potenciais e não tem qualquer efeito adverso sobre o resultado da doença no seu todo [76; p.20-25].

A avaliação da gravidade do estado do recém-nascido é também essencial para determinar o momento do transporte inter-hospitalar. Nos estudos de Stroud M.H. et al. foi demonstrado que uma interpretação incorrecta da regra da "hora de ouro" pode causar não só uma utilização ineficiente dos recursos dos serviços pediátricos, mas também um agravamento da condição dos pacientes que requerem transferência de emergência, e foi revelada uma relação entre a duração do transporte e a taxa de mortalidade entre recém-nascidos [77; pp. 435-437, 78; pp. 359-366, 79; pp. 329-332].

Assim,   uma análise da literatura sobre embriogénese, epidemiologia e diagnóstico de AS mostra que a discussão dos critérios para o diagnóstico pré-natal de AS fetal é extremamente importante; diagnóstico pré-natal e pós-natal precoce, avaliação adequada da gravidade das crianças com AS em diferentes fases do tratamento tendo em conta anomalias combinadas, patologias somáticas concomitantes e complicações tem não só significado teórico mas também prático e requer o desenvolvimento de novas posições metodológicas.

§ 1.2 Aspectos históricos e actuais do tratamento cirúrgico da atresia esofágica

O período de tratamento cirúrgico começa em 1869, quando T. Holmes de Londres foi o primeiro a sugerir a possibilidade de anastomose entre segmentos esofágicos. A primeira tentativa de tratamento cirúrgico foi feita por G. Steel of London, em 1888, descreveu uma operação para abrir o estômago e tentar perfurar o que se pensava ser a membrana do esófago, inserindo uma bougie através de uma gastrostomia. A operação foi mal sucedida e a autópsia revelou duas extremidades arredondadas cegas do esófago [82; p.764]. Apesar do número crescente de publicações, descrevendo recém-nascidos com atresia esofágica e as tácticas do seu tratamento, a taxa de letalidade foi de 100% [83; p.161-169]. Em 1919, E. Plass, numa revisão bibliográfica, relatou cerca de 136 casos de atresia esofágica, 92 deles tinham fístula traqueo-esofágica [84; p.259].

A era dos resultados desfavoráveis do tratamento em crianças com SA foi marcada pelo desespero e esperança. Os avanços na anestesiologia, o aparecimento de medicamentos, especialmente antibióticos, acompanharam os avanços na cirurgia. Isto desempenhou geralmente um papel positivo nos resultados do tratamento nos anos seguintes [1; p. 116].

A primeira operação de ligação da fístula traqueo-esofágica e anastomose dos segmentos esofágicos foi realizada por T. Lanman de Boston em 1936. O doente viveu apenas 3 horas. Em 1940 relatou a experiência do tratamento de 32 recém-nascidos, dos quais nenhum sobreviveu [85; p. 1060-1083].

Em 1941 C. Haight realizou a primeira operação bem sucedida, que consistiu na ligação da fístula traqueo-esofágica e anastomose entre os segmentos esofágicos. Após a operação, no 6º dia desenvolveu-se uma falha na anastomose, que não requereu intervenção cirúrgica [86; p. 672-688].

A primeira operação bem sucedida em Inglaterra foi realizada por R. Franklin em 1947. No 3º dia, o paciente mostrou os sinais de falha da anastomose, o que exigiu a aplicação de gastrostomia [87; p.243]. Em 1949, Howard realizou a primeira operação bem sucedida na Austrália. De 1948 a 1984, ganhou experiência no tratamento de 511 pacientes com atresia esofágica. A taxa de sobrevivência neste período foi de cerca de 30% [88, p. 725-727]. Na antiga União Soviética, a primeira operação bem sucedida foi realizada por G.A. Bairov em 1955: foi feita a anastomose do esófago [89, 90; p. 9, 91; p. 14-16].

No Uzbequistão, a anastomose entre segmentos esofágicos em AC foi realizada pelo Professor N.Sh. Ergashev em 1980 - 1990 no Hospital Infantil da Cidade Nº 5 (agora Hospital Clínico Infantil Nº 1) de Tashkent. No período de 1980 a 1990, a AP foi realizada pelo Professor Ergashev. No entanto, o verdadeiro avanço e sucesso no tratamento do AC foi registado após a organização do departamento de cirurgia neonatal dentro do RIC em 2002. A primeira anastomose bem sucedida entre segmentos esofágicos em atresia e fístula traqueo-esofágica isolada foi realizada por B.B. Ergashev em 2005 no Centro

Clínico Republicano (doente Zebo Ergasheva).   A primeira operação torocoscópica bem sucedida para AP no Uzbequistão foi realizada pelos Professores Salmay Turial (Alemanha) e B.B. Ergashev. A primeira correcção torocoscópica independente da PA em 2017. (doente Ashurova) pertence também ao Prof. B.B. Ergashev e ao pessoal de cirurgia neonatal da ROC (Sh.D. Eshkabilov, J.U. Mukhtarov e T.V. Ikhtiyorov). Em 2016, o Prof. Ergashev N.Sh. realizou pela primeira vez na república a esofago-coloplastia numa criança de 8 meses de idade com um resultado bem sucedido e depois disso foi iniciada uma série de operações semelhantes com sucesso [92; p. 42].

No Uzbequistão e na Ásia Central, o maior material clínico (502 crianças com AS com mais de 18 anos) e experiência de tratamento tem o centro de cirurgia neonatal sob o ROC dirigido pelo Professor B.B. Ergashev. Não se pode deixar de notar os méritos do Professor Ergashev e do seu aluno Professor Ergashev B.B. no desenvolvimento da cirurgia neonatal no Uzbequistão. Eles foram um dos primeiros organizadores do serviço de cirurgia neonatal. Na sequência da iniciativa e envolvimento directo do Prof. Ergashev, o Centro Republicano de Formação e Metodologia de Cirurgia Neonatal no Centro Clínico Republicano de Cirurgia Neonatal e 4 departamentos cirúrgicos neonatais inter-regionais em centros médicos multidisciplinares de crianças regionais foram estabelecidos em 2014 pela Ordem do Ministro da Saúde do Uzbequistão. Pela primeira vez na história da cirurgia pediátrica no Uzbequistão, a formação de "cirurgiões neonatais" certificados para as regiões do país teve início neste centro desde 2014. Tudo isto melhorou significativamente os resultados do tratamento de várias CHDs, incluindo a AP.

Assim, a história do tratamento cirúrgico da PA abrange quase 350 anos, dos quais 280 anos não viram um resultado favorável no tratamento desta anomalia. Os últimos 75 anos de tratamento de recém-nascidos com atresia esofágica têm sido caracterizados pela sobrevivência do paciente.

Melhoria do tratamento cirúrgico da atresia esofágica desenvolvida ao longo de duas direcções principais: criação de anastomose esofágica directa primária e tratamento encenado. A criação da anastomose esofágica primária tornou-se imediatamente a operação de eleição na correcção da atresia esofágica. Em todos os anos subsequentes, os métodos técnicos foram melhorados, e várias formas de anastomose esofágica primária e retardada foram propostas e utilizadas. A maioria dos cirurgiões pediátricos na aplicação de anastomose esofágica a recém-nascidos ainda usa suturas nodais de uma linha [93; p. 46-50, 94; p.899-906, 106; 228-233, 107; p. 4-9, 108; p. 161-165]. O principal obstáculo à criação da anastomose foi considerado por todos os autores como sendo uma grande diástole entre segmentos esofágicos, mas definido em unidades métricas, foi avaliado de forma diferente [95; pp. 373, 96; pp.23-27, 97; pp.19-23, 98; pp. 54, 99; pp. 158-161, 100; pp. 8-10]. A solução do problema das grandes diástases entre segmentos esofágicos e a possibilidade de preservar o órgão está associada ao nome de A. Livaditis [101; c.298], que em 1973 propôs a técnica de alongamento do segmento esofágico superior por meio de miotomia circular, o que permitiu realizar a anastomose primária. K. Kimura e R. Soper [102; p. 566-568] em 1994 desenvolveu um método extra-torácico de alongamento esofágico em várias fases, no qual o segmento superior do esófago é mobilizado e derivado como uma esofagostomia cervical. A cada 2-3 semanas, o esófago com um estoma cutâneo é mobilizado e movido para a parede torácica anterior até estarem reunidas as condições para uma anastomose. Em 1997 J. Foker [103; c.533-543] foi o primeiro a sugerir que o esófago fosse alongado por tracção com suturas. Actualmente é utilizado o termo "diastasis insuperável" em vez de longo intervalo [104, p. 38, 105; pp. 24-26].

Nas últimas décadas foram feitos progressos significativos no tratamento da atresia esofágica em relação ao melhoramento da tecnologia médica, avanços em neonatologia, cirurgia pediátrica, cuidados intensivos e anestesiologia de recém-nascidos [106; p.233, 107; p.9, 108; p.165, 109; p.364, 110; p.638, 111; p.887, 112; p.612, 113; p.46, 114; p.64, 115; p.6, 116; pp. 12-19]. Tem havido uma tendência distinta para um aumento da taxa de sobrevivência dos recém-nascidos com atresia esofágica, que atinge 80% [117; p. 230, 118; p.994, 119; p.14]. Contudo, há ainda uma taxa elevada (40%-90%) de complicações pós-operatórias que pioram significativamente os resultados da correcção cirúrgica da malformação e causam intervenções cirúrgicas repetidas [120; c.32, 121; p. 57, 122; c.180].

A fase moderna do tratamento cirúrgico de recém-nascidos com AS distingue-se por novas soluções para problemas complicados relacionados com grandes diástases entre segmentos esofágicos, operação traumática e complicações pós-operatórias [123; c.179, 124; pp. 17-18].

De acordo com os dados da literatura, as complicações mais frequentes da esofago-esofagoanastomose são a inconsistência da sutura da anastomose, a sua estenose e refluxo gastroesofágico [125; c.24, 126; c.69, 127; c.36, 128; c.1130, 129; c.719].

A falha da anastomose (UA), uma das complicações mais graves, pode ocorrer em crianças com anastomose esofágica primária, e atrasada, uma das causas de mortalidade pós-operatória [130; p.129, 131; p.707, 132; 133; p.298]. A tabela 1.1 apresenta a incidência de HA em neonatos após anastomose esofágica primária utilizando suturas nodais de uma linha, de acordo com diferentes investigadores.

Quadro 1.1.

Falha da anastomose na atresia esofágica de acordo com diferentes autores

Autores	HA frequência
V. I. Shcherbina et al. (2008) [125; p. 24]	13%
V.I. Kovalchuk (2010) [138; p. 101]	25-43%
V. V. Parshikov et al., (2011) [120; p. 32]	18%,
Y. F. Isakov et al. (2011) [6; p. 385]	15-30%
A.V. Openisheva (2014) [139; p. 69]	13,6%
Y.A. Kozlov et al. (2015) [4; p. 314]	30,8%
A.YU. Razumovsky (2017) [140; p.71]	25-38,5%
T. A. Tokhais (2008) [137; p.809]	14%.
J. Prashant (2011) [136; p.247]	17%
P. F. Pinheiro (2012) [135; p.3668]	15-20%
E. Y. Chang (2012) [134; p.43-49]	23,6%
P. Puro (2018) [7; c.500]	21%

Esta complicação requer um tratamento cirúrgico urgente sob a forma de drenagem adicional da cavidade pleural direita (em caso de drenagem insuficiente do mediastino) ou criação de gastrostomia. As consequências graves da HA com terapia antibiótica inadequada e drenagem não funcional são pneumotórax de tensão e mediastinite, que são difíceis de tratar e podem ser uma causa de morte neonatal [122; c. 167, 126; pp.63-69, 133; p.46].

Os factores que levam à falha da anastomose são: ausência de membrana serosa esofágica, por vezes mal expressa da camada muscular; mobilização excessiva e isquemia das extremidades oral e aboral do esófago; tensão severa na zona de anastomose com diástase superior a 3 cm; má adaptação dos bordos das extremidades da sutura esofágica; a utilização de material de sutura inadequado, técnica cirúrgica imperfeita; redução das reacções de protecção geral e local do organismo que se desenvolvem inevitavelmente contra o pano de fundo da pneumonia por aspiração, resposta inflamatória sistémica e refluxo gastroesofágico na atresia esofágica [122; c. 167, 125; c.23, 126; c.63-69].

As pesquisas de N.A. Okunev provaram que a utilização de sutura de linha dupla na atresia esofágica é um factor agravante que conduz a compressão adicional dos tecidos e estase sanguínea, hipoxia circulatória marcada, redução da concentração de glucose e do potencial redox, acumulação de lactato com aumento simultâneo do nível total de lípidos nos tecidos anastomóticos. Além disso, a cura de anastomoses esofágicas de linha dupla ocorre por tensão secundária e o seu fracasso ocorre em 38,9% dos casos. [141; c.38-42].

Observa-se uma má adaptação das margens esofágicas quando são utilizadas suturas nodosas para anastomose em recém-nascidos com AS. Em condições de refluxo gastroesofágico permanente, isto leva à falha da anastomose [142; p.140, 143; p.464].

O refluxo gastroesofágico (RGE) é uma parte integrante do curso clínico da doença em crianças com atresia esofágica. Segundo alguns autores (Tabela 1.2), 16,7-100% das crianças operadas por atresia esofágica desenvolvem RGE patológicos [144; p.139-143, 145; p. 55, 146; p. 71, 147; p. 462, 148; p. 54].

Quadro 1.2.

Frequência do refluxo gastroesofágico na atresia esofágica de acordo com diferentes autores

Autores	Frequência dos RIC
Schier F., (2002)	46 %
Larn A., et al., (2007)	100 %
Taylor A.C., et al., (2007)	63 %,
Hagander L., et al., (2010)	55,6 %,
V.G. Bairov, et al. (2010г.)	76%
Vollert, T.A., et al. (2014)	80%
Murase N., et al., (2015)	57,1%
Koivusalo A. I. (2018г.)	33%
P. Puro (2018)	40-50%

Uma das principais causas de RGE é o encurtamento esofágico inerente a estas anomalias. Durante a cirurgia, a anastomose é frequentemente colocada em segmentos de tensão. Resulta no encurtamento da parte intra-abdominal do esófago, "endireitamento" do ângulo Gis, deslocamento do esófago distal e da cárdia para a cavidade torácica [149; p. 467, 150; p. 55, 151; p. 13, 153; p. 462, 154; p. 367].

Muitos investigadores (Krasovskaya T.V., 2001, Bokay J., 2005, Li Kai, 2007, El-Gohary Y., 2010) com base em estudos complexos provaram que no desenvolvimento dos RGE e de outras complicações pós-operatórias a fisiopatologia do esófago é essencial [155; c.46, 156; p. 1736, 157; p. 1438, 18; 193].

No passado, assumiu-se que as perturbações funcionais do esófago estão associadas à desnervação parcial do segmento distal do esófago durante a sua mobilização durante o tratamento cirúrgico. No entanto, em estudos de El-Gohary Y., (2010) está provado que a base da disfunção esofágica e gástrica é a inervação patológica e defeito neuromuscular do tecido esofágico [18; p. 193].

Os resultados dos estudos histológicos dos segmentos distais do esófago no AS com fístula traqueo-esofágica mostraram um desequilíbrio dos neurotransmissores nas células nervosas, displasia congénita dos plexos nervosos e anomalias estruturais nas células musculares lisas do esófago (Li Kai, 2007). Em particular, a falta de mitocôndrias no núcleo celular em AP causa uma pior oferta de energia (ATP) produzida pelas mitocôndrias, que pode ser a causa de peristaltismo descoordenado do esófago no período pós-operatório. Outra observação importante diz respeito à libertação de neurotransmissores, que eram significativamente inferiores aos das preparações de controlo [157; p.1438].

Um exame completo das crianças durante o primeiro mês após a aplicação da esofago-esofagoanastomose, incluindo monitorização de pH 24 horas, cintilografia GI superior, FEGDS, e exame radiográfico do esófago, realizado por T.V. Krasovskaya et al.

J. Bokay (2005), utilizando o método de registo da actividade mioeléctrica gástrica, mostrou que em 73,3% das crianças com AS os electrogramas tinham características patológicas do ritmo de actividade mioeléctrica [156; p. 1736].

A análise da literatura mostra que a fisiologia patológica do esófago no AS é causada pelos seus distúrbios estruturais e funcionais. A natureza das perturbações funcionais no esófago e no estômago após a correcção da PA sugere que elas não são uma complicação do tratamento cirúrgico, mas o principal factor da sua ocorrência. Apesar da qualidade das tecnologias médicas, a incidência de complicações pós-operatórias permanece elevada. A natureza da patologia congénita do esófago, a sua imaturidade morfofuncional e a elevada frequência de anomalias de desenvolvimento combinadas podem afectar o resultado do tratamento.

Além disso, ao analisar a literatura, o facto de publicações esporádicas de autores nacionais [92.159.160], bem como de autores de repúblicas vizinhas [66.71] confirma que este problema em geral não é estudado na região da Ásia Central e indica questões actuais de diagnóstico e tratamento da CA, atrai a atenção.

Resumo do capítulo.

Assim, uma análise da literatura sobre aspectos modernos da embriogénese, epidemiologia e diagnóstico de AS mostra que a discussão dos critérios para o diagnóstico pré-natal de AS fetal é extremamente importante; diagnóstico pré e pós-natal precoce, avaliação adequada da gravidade das crianças com AS em diferentes fases de tratamento com consideração de anomalias combinadas, patologias somáticas comórbidas e complicações tem não só significado teórico mas também prático e requer o desenvolvimento de novas posições metodológicas.

No entanto, apesar dos sucessos alcançados no tratamento da atresia esofágica devido à melhoria das tecnologias médicas, aos avanços em neonatologia, cirurgia pediátrica, cuidados intensivos e anestesiologia de recém-nascidos, a elevada incidência de complicações pós-operatórias exige a melhoria dos métodos de correcção cirúrgica desta malformação.

Uma abordagem integrada ao diagnóstico pré-natal e pós-natal e ao tratamento da atresia esofágica em recém-nascidos, na nossa opinião, permitiria fazer um quadro completo do quadro clínico e das características patogénicas em períodos pré, intra e pós-operatórios; possíveis complicações cirúrgicas e melhorar os resultados desta correcção da malformação.

CAPÍTULO II.
CARACTERÍSTICAS CLÍNICAS DOS MATERIAIS E MÉTODOS DE INVESTIGAÇÃO UTILIZADOS

2.1 Características gerais das observações clínicas

O trabalho foi realizado no Centro Republicano de Formação e Metodologia da Cirurgia Neonatal no Centro Clínico Republicano, na base clínica do Departamento de Cirurgia Pediátrica e Oncologia Hospitalar da Universidade Estadual de Medicina de Tashkent (Chefe - MD, Professor Ergashev N.Sh.).

O presente estudo baseia-se na análise dos resultados do diagnóstico e tratamento cirúrgico de recém-nascidos com várias formas de atresia esofágica que foram hospitalizados de 2006 a 2016. Durante este período, foram admitidas um total de 2832 crianças com várias malformações congénitas de órgãos e sistemas, entre elas 300 crianças com AS (10,6%) (Fig. 2.1).

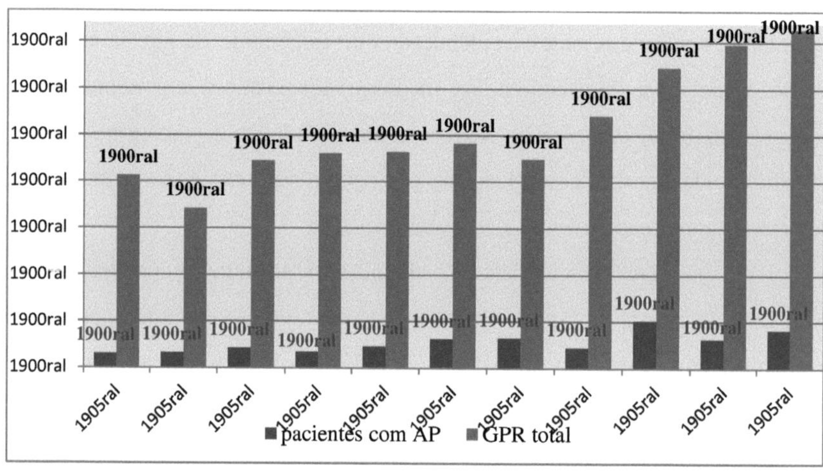

Fig.2.1 Tendências na admissão de crianças com várias malformações congénitas e atresia esofágica de 2006 a 2016

Entre os nossos pacientes havia 186 (62%) rapazes e 114 (38%) raparigas (Fig. 2.2).

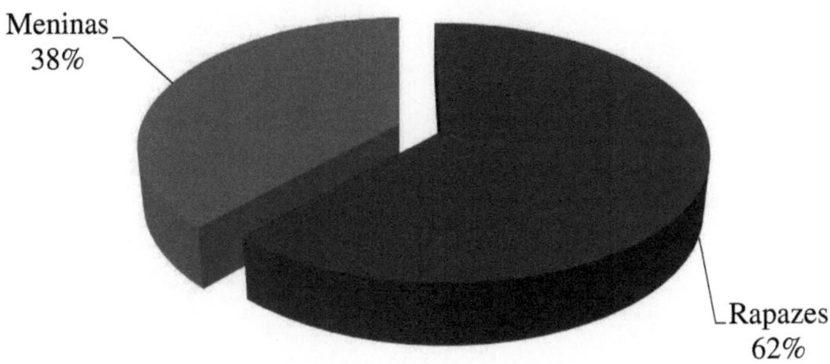

Figura 2.2. Distribuição dos pacientes por sexo

Por idade gestacional, havia 223 (74,3%) bebés pré-termo e 77 (25,7%) prematuros (Figura 2.3.).

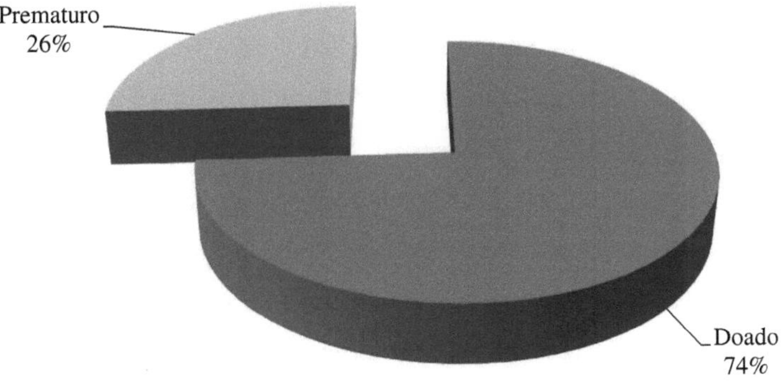

Figura 2.3. Distribuição de recém-nascidos por idade gestacional

Como se pode ver pelos dados acima, o AS era mais comum entre as crianças do sexo masculino (62%), e por idade gestacional predominava nas crianças pré-termo (74%).

Utilizámos a classificação da atresia esofágica de acordo com R.B. Bruto, segundo o qual cada tipo de malformação é designado por uma letra (Fig. 2.4).

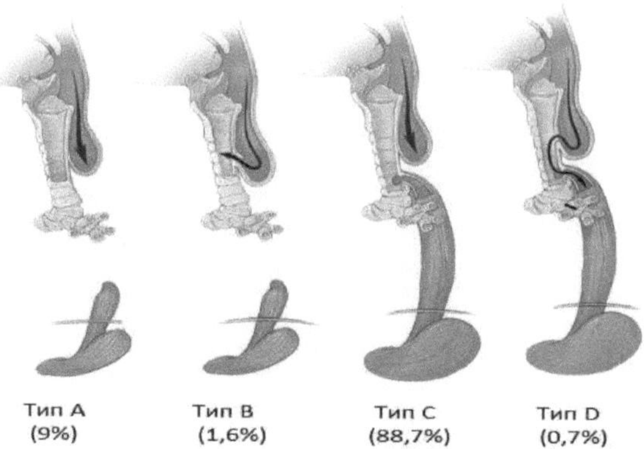

Figura 2.4. Distribuição de pacientes com atresia esofágica de acordo com R. E. Bruto (n=300)

A forma isolada de atresia esofágica (tipo "A") foi encontrada em 27(9%) neonatos. Atresia esofágica com SCC proximal (tipo "B") foi detectada em 5 (1,6%) casos; em 2 (0,7%) casos com duas SCC (tipo "D"). Os restantes 266 (88,7%) neonatos tinham atresia da extremidade proximal do esófago com SCC distal (tipo "C").

Dos 300 pacientes admitidos, a intervenção cirúrgica foi realizada em 263 (87,7%) recém-nascidos para atresia esofágica e malformações concomitantes. 14 (4,6%) crianças tiveram alta sem cirurgia devido à recusa de tratamento por parte dos pais, 23 (7,7%) recém-nascidos morreram antes da cirurgia.

A anastomose esofágica primária foi realizada em 232 (88,2%) de 263 crianças operadas. A esofagostomia superior e a gastrostomia de Kader foram realizadas em 25 (9,5%) crianças. Os restantes 6 (2,3%) recém-nascidos foram submetidos à primeira fase de correcção de malformações congénitas (alongamento de acordo com Foker-2, sigmastomia para anomalia anorectal - 3, duodeno-duodenoanastomose-1).   Estas crianças morreram antes da fase radical de correcção cirúrgica da atresia esofágica (Fig. 2.5.).

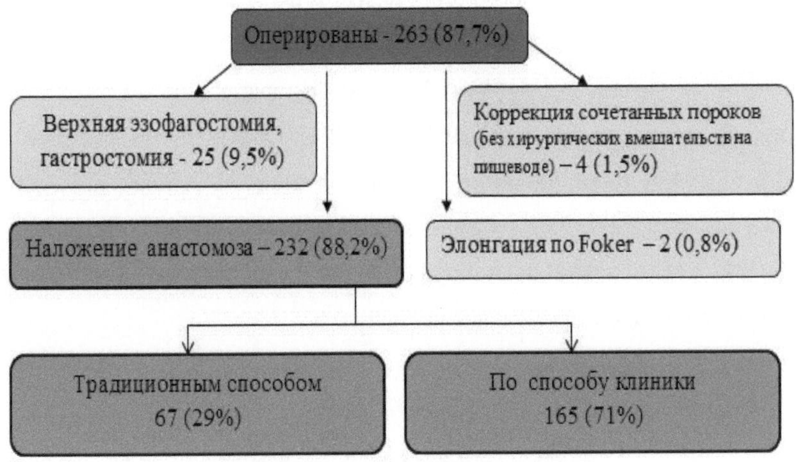

Fig. 2.5. Natureza das intervenções cirúrgicas (n=263)

As abordagens metodológicas e tácticas para o diagnóstico e tratamento cirúrgico de pacientes com AS mudaram ao longo do período de estudo. Portanto, dividimos todo o material clínico em dois grupos.

O grupo de comparação incluiu 69 crianças com AS que foram tratadas em 2006-2009. Num esforço para melhorar os resultados do tratamento, analisámos os resultados do diagnóstico e do tratamento nos recém-nascidos do primeiro grupo. Os dados obtidos permitiram-nos alterar as abordagens ao diagnóstico e tratamento dos pacientes com SA.

O grupo de estudo incluiu 231 recém-nascidos tratados entre 2010 e 2016, As abordagens metodológicas e tácticas desenvolvidas, incluindo a optimização do diagnóstico pré e pós-natal precoce do AS, avaliação da gravidade da doença tendo em conta as malformações concomitantes e o estado somatoneurológico e melhoria dos aspectos cirúrgicos da esofagoplastia ("Método de tratamento cirúrgico da atresia esofágica" patente do RUz, №IAP 05092) foram aplicadas nas mesmas; consequentemente, os resultados do tratamento sofreram alterações significativas.

2.1.1 Características gerais dos recém-nascidos do primeiro grupo.

Um total de 69 crianças com atresia esofágica foram admitidas de 2006 a 2009. O número de rapazes era de 43 (62,3%), o de raparigas de 26 (37,7%). O número de prematuros foi de 62 (90%), 7 (10%). Quatro (5,8%) nasceram na RRC e 65 (94%) foram admitidos de outras instituições. A idade gestacional média à nascença foi de 38,2 semanas (30 a 41 semanas), o peso corporal médio foi de 2792 g (1222 a 4000 g). A distribuição dos recém-nascidos de acordo com o peso de nascimento é apresentada na Figura 2.6.

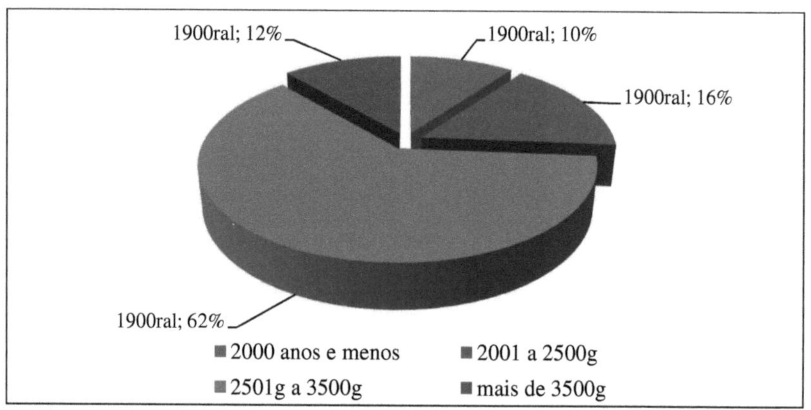

Figura 2.6. Distribuição de recém-nascidos de acordo com o peso de nascimento no primeiro grupo

De acordo com a variante anatómica da malformação esofágica, as crianças foram distribuídas da seguinte forma: Atresia esofágica com fístula traqueo-esofágica distal (tipo C) - 63 (91%); atresia esofágica sem fístula traqueo-esofágica (tipo A) - 4 (5,7%); atresia esofágica com fístula traqueo-

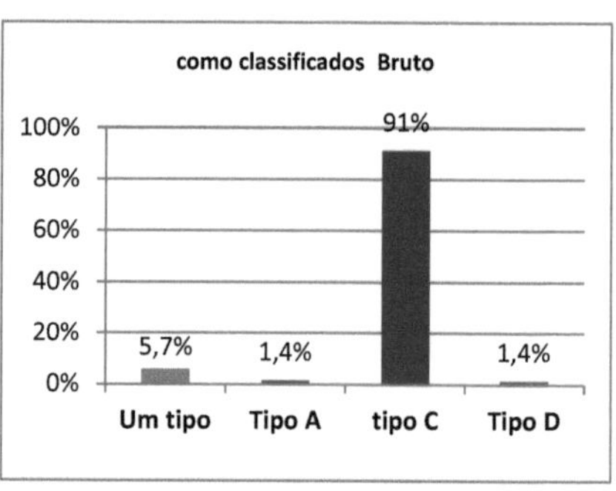

esofágica superior (tipo B) - 1 (1,4%) e atresia esofágica com fístula traqueo-esofágica dupla (tipo D) - 1 (1,4%).

Em 29 (43,3%) neonatos do primeiro grupo, foram diagnosticadas 43 anomalias concomitantes em várias combinações. Ou seja, uma média de 1,48 anomalias comorbidas por neonato com atresia esofágica. A natureza das co-morbilidades é apresentada no Quadro 2.1.

Quadro 2.1.

Natureza das comorbidades em recém-nascidos do primeiro grupo, n=43

Malformações mistas	Qtd. pacientes	%
Defeitos cardiovasculares	22	51%
Malformações do tracto digestivo	8	18,6%
Malformações do sistema geniturinário	8	18,6%
Malformações do sistema músculo-esquelético	2	4,6%
Defeitos do sistema nervoso	1	2,3%
Aplasia pulmonar	1	2,3%
Anormalidade cromossómica (Síndrome de Down)	1	2,3%
Total	43	100%

Foram também identificadas as seguintes patologias somáticas e várias complicações: pneumonia por aspiração - 69 (100%); síndrome hemorrágica - 6 (8,9%); desenvolvimento intra-uterino retardado - 7 (10,4%); ecicose grave - 16 (24%); perturbações da circulação cerebral hipóxica e hemorrágica - 54 (80,6%); perfuração gástrica - 1 (1,5%); sepsis grave - 6 (8,9%).

Entre as crianças do primeiro grupo, a anastomose esofágica primária foi feita em 64 (92,7%) casos, a anastomose atrasada em 3 (4,3%) casos após a gastrostomia, e em 2 (3%) casos foi feita a esofagostomia superior e a gastrostomia de Kader para AP não-tumorigénica.

Assim, 67 neonatos do primeiro grupo que foram submetidos a anastomose esofágica foram seleccionados para analisar os resultados do tratamento cirúrgico. Todas estas crianças foram submetidas a intervenção cirúrgica de acordo com o método tradicional: toracotomia póstero-lateral, acesso extrapleural ao esófago; a anastomose foi realizada utilizando suturas nodais de uma linha ou suturas nodais de duas linhas (anastomose telescópica) de acordo com Haigth.

2.1.2 Características gerais dos recém-nascidos do segundo grupo.

De 2010 a 2016, 231 recém-nascidos com atresia esofágica foram admitidos na nossa clínica. Os rapazes eram 143 (62%), as raparigas 88 (38%). Pré-termo - 169 (73%), pré-termo - 62 (27%). Nasceram 20 (9%) na RRC e 211 (91%) foram admitidos de outras instituições. A idade gestacional média foi de 37,3 semanas (de 25 a 43 semanas), o peso corporal médio foi de 2760 g (de 1190 a 4480 g). A distribuição dos recém-nascidos de acordo com o peso de nascimento é apresentada na Figura 2.7.

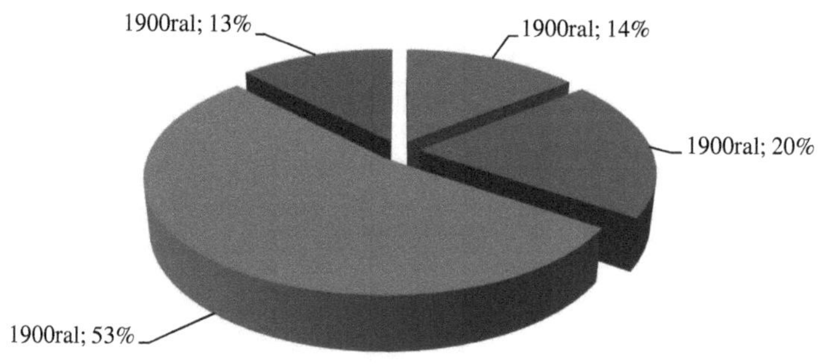

Figura 2.7. Distribuição de recém-nascidos do segundo grupo de acordo com o peso de nascimento

De acordo com a variante anatómica da malformação, foram observados os seguintes tipos entre as crianças do segundo grupo: PA sem fístula traqueo-esofágica (tipo A) - 23 (9,9%); PA com fístula traqueo-esofágica superior (tipo B) - 4 (1,7%); PA com fístula traqueo-esofágica distal (tipo C)

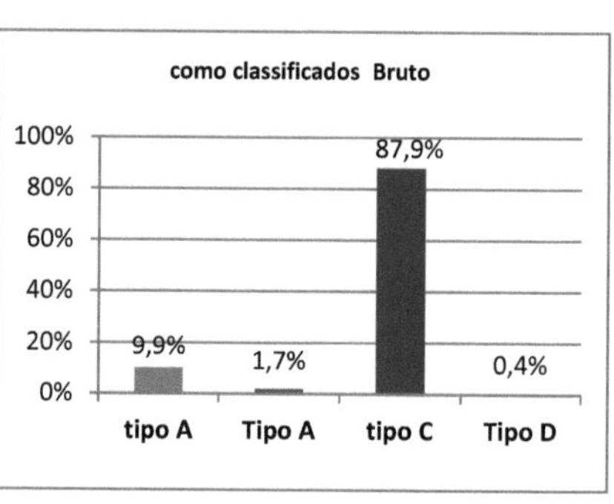

- 203 (87,9%); e atresia esofágica com fístula traqueo-esofágica dupla (tipo D) - 1 (0,4%).

No segundo grupo, 147 (63,6%) recém-nascidos foram diagnosticados com 244 anomalias combinadas de vários órgãos e sistemas. Mais frequentemente AS foi combinado com as seguintes malformações: coração - em 64 (58%) crianças; gastrointestinal - em 31 (28%); sistema urogenital - em 28 (25,4%); sistema músculo-esquelético - em 15 (13,6%); sistema nervoso central e outras malformações foram encontradas com igual frequência em 4 (3,6%) casos, síndrome de Down - em 1 (0,9%).

Além disso, foram identificadas patologias concomitantes e complicações de várias origens que ameaçavam a vida e requeriam correcção desde o momento da admissão antes da intervenção cirúrgica no esófago (Fig. 2.8).

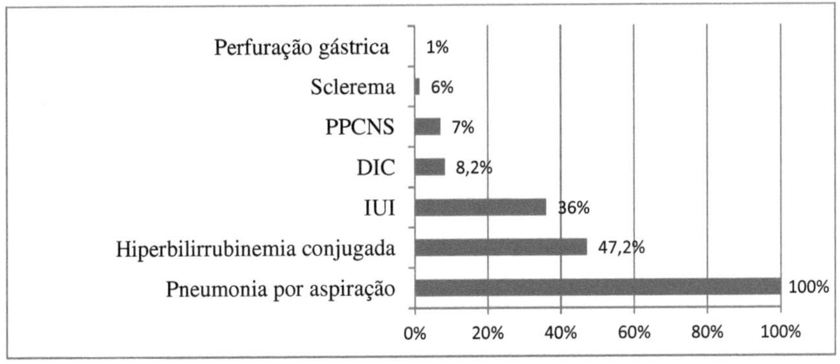

Fig. 2.8. Natureza das patologias somáticas comórbidas e complicações na admissão em crianças do grupo principal, n=231

194 (84%) crianças foram operadas. Entre elas, foi feita a anastomose esofágica primária - 165 (85, 1%); esofagostomia superior e gastrostomia de acordo com Kader em forma não tumoraligénica de AP - 17 (8, 8%); esofagostomia superior e gastrostomia após eliminação de TPS - 6 (3, 1%); alongamento do esófago de acordo com Foker - 2 (1%) e em 4 (2%) operações infantis para malformações combinadas, sem intervenções esofágicas. Assim, no grupo principal 165 neonatos com anastomose esofágica primária foram seleccionados para a análise

dos resultados do tratamento cirúrgico. Para estas crianças, a anastomose esofágica foi realizada de acordo com o método desenvolvido na nossa clínica.

2.2 Características dos métodos de investigação

Os mesmos métodos de exame e diagnóstico de complicações pós-operatórias foram utilizados em ambos os grupos.

Foram utilizados *métodos clínicos gerais* em todas as crianças. À admissão no hospital, foi avaliado o estado geral do recém-nascido e realizados testes de diagnóstico específicos: sonda esofágica; teste do elefante.

Exame laboratorial. À admissão na clínica todos os (n=300) recém-nascidos foram submetidos aos seguintes exames laboratoriais:

- um hemograma detalhado, tempo de coagulação;

- Teste bioquímico ao sangue: proteína total, ureia, bilirrubina, nível de glucose, proteína C reactiva;

- um coagulograma;

Exame radiológico.

O principal método de exame no diagnóstico primário do AS e de outras anomalias de desenvolvimento combinadas foi um exame de raios X do esófago. Este exame foi realizado em 298 (99,3%) pacientes, como se segue. O tubo gástrico #8Fr/Ch foi inserido no esófago até se sentir resistência, depois foram injectados 1,0-1,5 ml de substância de contraste estéril solúvel em água (Urografina, Trazógrafo 76%) e realizou-se uma imagem de raio-X com captura do tórax e da cavidade abdominal. Ao mesmo tempo, o nível de extremidade esofágica atretica e a presença de pneumatização nas partes distais do tracto gastrointestinal foram determinados para verificar as formas anatómicas de AP (Fig. 2.9) e anomalias combinadas (Fig. 2.10.).

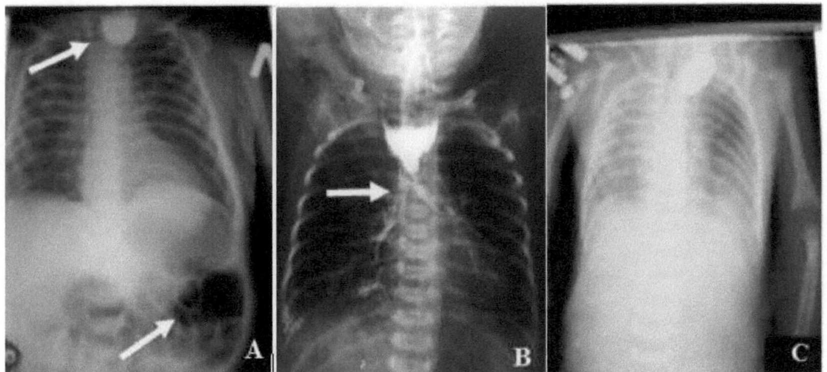

Fig.2.9 Radiografias de contraste do esófago: (a) PA com LPS inferior (extremidade oral cega do esófago e presença de gás no intestino (indicado por seta); **(b)** PA com LPS proximal - fluxo de contraste na traqueia a partir da extremidade oral do esófago; **(c)** PA sem fístula - extremidade oral cega do esófago e ausência de gás no intestino

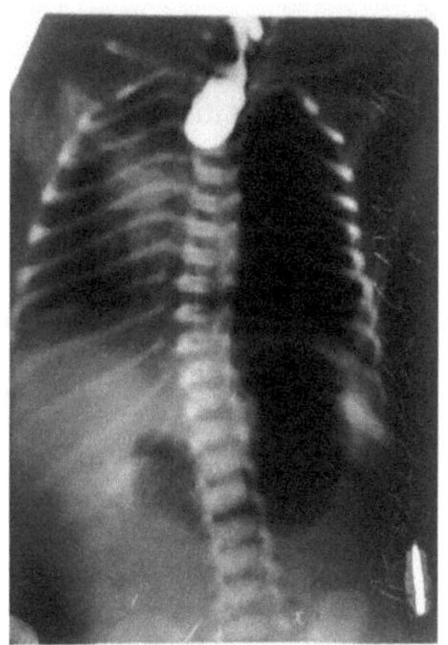

Fig.2.10. Radiografia de contraste do esófago num doente com PA combinada com obstrução duodenal e dextrocardia

Em 21 (7%) pacientes com malformações anorretais foi realizada uma radiografia Vanguestine para esclarecer o nível de atresia rectal (Fig. 2.11).

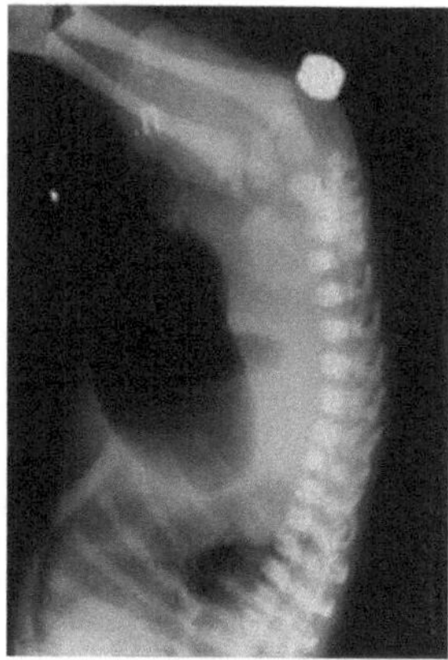

Fig.2.11. Invertograma vanguestino de um doente com atresia esofágica

As falhas da esofago-esofagoanastomose no período pós-operatório foram avaliadas por manifestações clínicas durante o exame diário da criança. Foi confirmado utilizando métodos instrumentais de exame como se segue. Uma sonda gástrica de contraste #8CN, conduzida através do nariz, foi conduzida para a zona de anastomose. Durante a administração do agente de contraste hidrossolúvel através da sonda, foi realizada uma radiografia torácica na projecção directa. O aparecimento de substância de contraste por detrás da área de anastomose foi indicativo da quebra da sua estanquicidade (Fig. 2.12.).

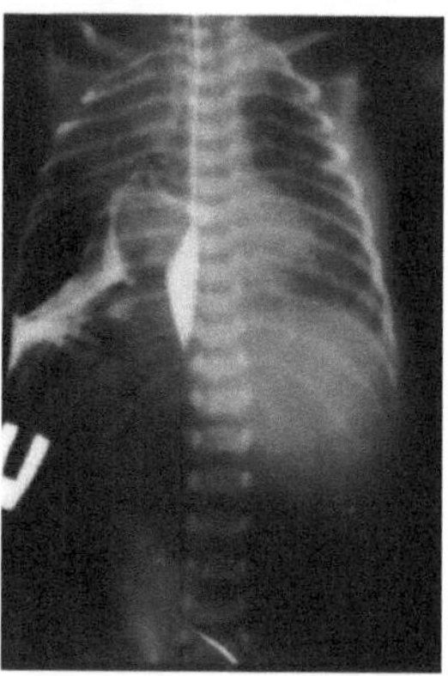

Fig. 2.12. Radiografia de falha de anastomose na atresia esofágica

Os ***exames de ultra-som*** incluíram sonografia de órgãos internos, neurosonografia e ecocardiografia, e ultra-sonografia fetal.

O *exame ultra-sonográfico de órgãos internos* e *neurosonografia* foi realizado em 273 (91%) recém-nascidos por uma técnica padrão usando a sonda convencional e linear Aloka SSD-1700 de 3,5-7,5 MHz.

A *ecocardiografia* foi realizada em 185 (62%) pacientes utilizando o sistema de ultra-sons "Aplio 500" Toshiba, utilizando um transdutor cardíaco pediátrico de 2,5-6,5 MHz. Realizámos um exame Doppler em tempo real a cores, pulsado, de onda contínua.

Foram realizados *exames de ultra-som fetal* em todas as mulheres grávidas durante a gestação. Destas, 24 (8%) mulheres grávidas foram submetidas a este exame numa RRC usando máquinas Aloka SSD-1400 com 3,5-5-7,5 MHz convexo, microconvexo, e transdutores lineares.

Processamento estatístico do material de investigação

O processamento estatístico dos resultados do estudo foi efectuado num computador pessoal utilizando o pacote de software "Statistica 7.0 for Windows" (StatSoft inc., EUA). Utilizámos os seguintes métodos de análise estatística: métodos paramétricos (para características quantitativas normalmente distribuídas) - cálculo de valores médios (M), desvios médios quadrados (s); métodos não paramétricos para analisar a relação de características qualitativas - critério de Pearson $x2$ [161, 162].

CAPÍTULO III.
ANÁLISE DOS RESULTADOS DE DIAGNÓSTICO E SUA MELHORIA

3.1 Análise do diagnóstico pré e pós-natal da atresia esofágica em recém-nascidos

A análise foi realizada em todos (n=300) os recém-nascidos admitidos com o diagnóstico de atresia esofágica entre 2006 e 2016 (Fig. 3.1), com base na avaliação da saúde materna, do seu estado social, obstétrico e somático, do curso desta gravidez e parto, dos dados dos exames de rastreio pré-natal, dos factores maternos fetais e da idade materna. Ao mesmo tempo, foram analisados os dados da história clínica e médica do recém-nascido, as tácticas de gestão nas maternidades e durante o transporte, os resultados do exame instrumental pós-natal para detectar atresia esofágica, patologias somáticas concomitantes, e várias complicações associadas às mesmas.

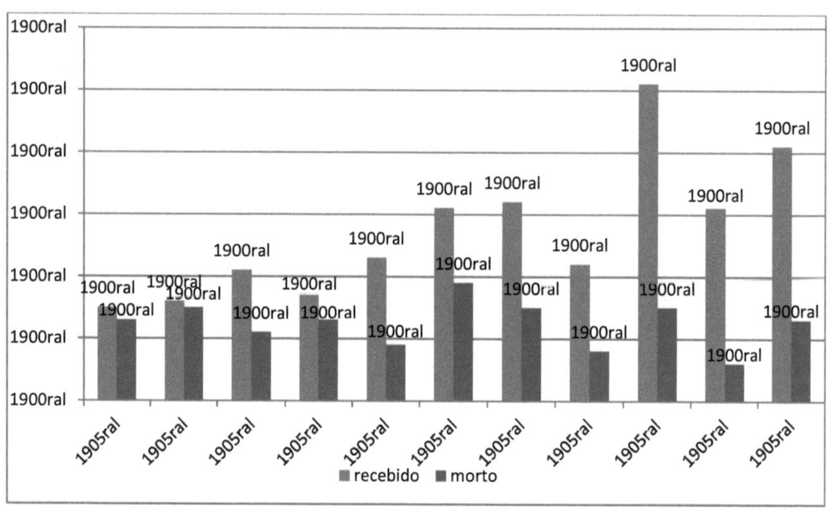

Figura 3.1 Evolução da admissão de crianças com atresia esofágica de 2006 a 2016

3.1.1 Resultados do diagnóstico pré-natal e avaliação dos dados clínicos e anamnésticos das mães de recém-nascidos com atresia esofágica

O diagnóstico pré-natal da atresia esofágica baseia-se na detecção de sinais indirectos tais como polidrâmnios, falta de visualização ou pequeno tamanho do estômago fetal, e segmento esofágico proximal dilatado. No entanto, os dois últimos nem sempre são visualizados e, por conseguinte, a BP permanece baixa. Os resultados pré-natais são apresentados no Quadro 3.1.

Quadro 3.1

Resultados da detecção pré-natal do SA no feto(n=300)

		Diagnosticado antenatalmente		Suspeita de AP.		Antenatally undiagnosed		Geral quantidade	
		abs	%	abs	%	abs	%	abs	%
No contexto do ROC.	Grupo principal	17	5,6%	5	1,7%	-	-	22	7,3%
	Grupo de comparação	-	-	2	0,7%	-	-	2	0,7%
Em outras instituições	Grupo principal	2	0,7%	77	25,7%	130	43,3%	209	69,7%
	Grupo de comparação	-	-	11	3,7%	56	18,7	67	22,3%
Total		19	6,3%	95	31,7%	186	62%	300	100%

Como se pode ver na tabela, 24 (8%) dos 300 recém-nascidos nasceram no Centro Perinatal Republicano, 276 (92%) foram admitidos de outras instituições. Em 19 (6,3%) casos o diagnóstico foi estabelecido antenatalmente com base na tríade de sinais: polidrâmnios, ausência de visualização do estômago fetal, e segmento esofágico proximal dilatado (Fig. 3.2.).

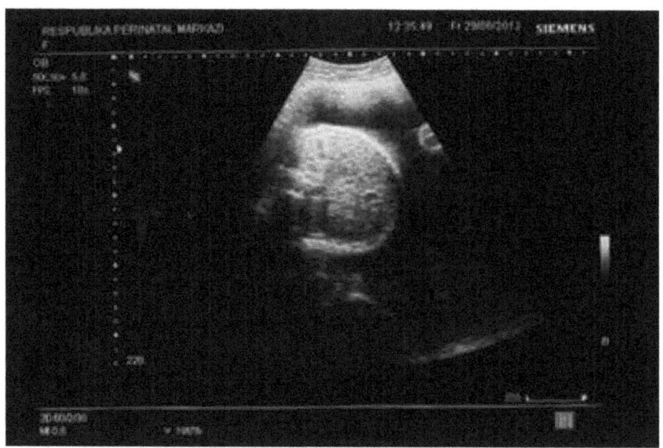

Figura 3.2. ultra-som fetal com atresia esofágica: falta de visualização do estômago fetal em combinação com polidrâmnios. Grávida Sh. andb #3167

De 19 crianças com AS pré-natal diagnosticado, 17 (89,5%) tinham AS detectado na RRC, onde foi realizada uma consulta pré-natal, com a participação de especialistas interessados. Estas mulheres grávidas foram inscritas na RRC e vistas por um obstetra-ginecologista e um cirurgião pediátrico. Em 2 (10,5%) casos, o diagnóstico de AS fetal foi feito noutras instituições, e estas mulheres não foram à RRC para um acompanhamento posterior.

Um total de 95 (31,7%) casos de suspeita de AS fetal ocorreram no período pré-natal. Das 24 crianças nascidas no RIC, a suspeita pré-natal de AS foi registada em 7 (29%). Entre os admitidos de outras instituições médicas, surgiram suspeitas em 31,9% dos casos. Antenatally o diagnóstico não foi estabelecido em 186 (62%) crianças admitidas de outras instituições.

A ecografia fetal pré-natal em 7 (36,8%) de 19 mulheres grávidas revelou múltiplas malformações fetais congénitas (CFM). As anomalias congénitas do tracto gastrointestinal (GIT) representaram 57,1%, o sistema urinário (UTS) 28,6%, e o sistema nervoso central (SNC) 14,3% na estrutura da CAD fetal.

O AP fetal foi estabelecido entre 24 e 38 semanas de gestação. No entanto, este diagnóstico foi feito com maior frequência nas 32 a 35 semanas de gestação

(Figura 3.3), o que pode ser explicado pela dificuldade em visualizar a extremidade proximal dilatada do esófago e da glândula microgástrica fetal nas semanas gestacionais posteriores e no acompanhamento dinâmico.

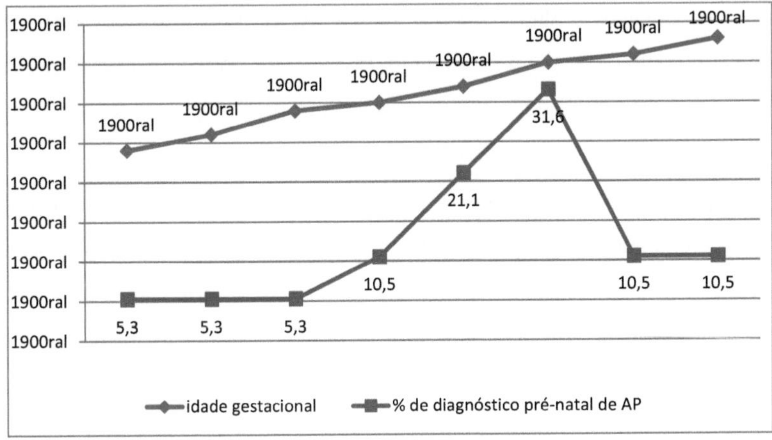

Figura 3.3 Frequência e tempo do diagnóstico pré-natal

A instituição de referência é um factor objectivo que tem um impacto significativo nos resultados do tratamento.

Uma das áreas prioritárias da política de Estado no Uzbequistão é o desenvolvimento de uma família saudável, reforçando a saúde das mulheres e das crianças e criando uma geração saudável. Desde 1998, têm sido tomadas medidas para detectar patologias congénitas desde cedo em mulheres grávidas e recém-nascidos, a fim de evitar o nascimento de pessoas com deficiência desde a infância. O principal foco tem sido a criação de um sistema médico especializado para fornecer assistência genética médica à população e o rastreio das grávidas e recém-nascidos.

Foi adoptado o programa estatal para a detecção precoce de doenças congénitas e hereditárias a fim de prevenir o nascimento de pessoas com deficiência desde a infância 2008-2012 (Decisão Presidencial n.º PB-892 de 18 de Junho de 2008).

De acordo com o Despacho n.º 137 do Ministério da Saúde da República do Uzbequistão, de 18 de Maio de 2012 "Sobre a organização e prestação de cuidados pré-natais e assistência médica a mulheres grávidas em instalações de cuidados de saúde primários", as mulheres grávidas de grupos de risco são encaminhadas para exames de rastreio às 16-20 semanas de gravidez para excluir malformações fetais. Os resultados do rastreio são utilizados para elaborar um plano de acção para cuidados pré-natais e preparação para o parto, e é seleccionado um local de parto de acordo com o princípio da regionalização dos cuidados médicos para mulheres grávidas e pós-parto.

Como se pode ver na figura. 3.4. Mais de metade (69,3%) dos recém-nascidos foram encaminhados de hospitais de Nível I e II (maternidades de RMI, regiões DMIC), e 19,4% dos pacientes foram transferidos de hospitais de Nível III (LRC), o que confirma a baixa cobertura de mulheres grávidas através de testes de rastreio nas regiões e escolha inadequada dos locais de parto.

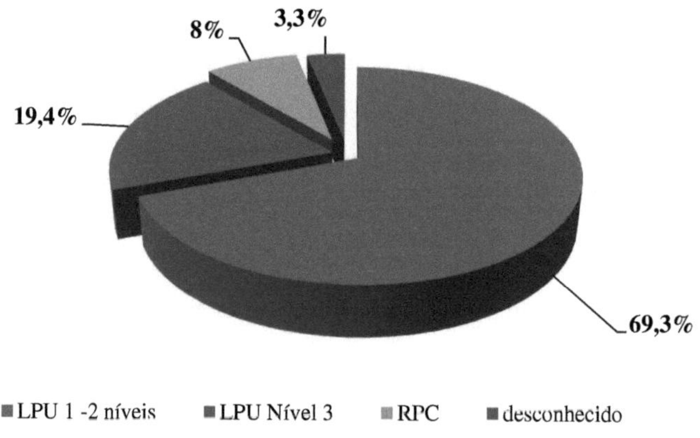

Figura 3.4. Facilidades de encaminhamento para recém-nascidos com atresia esofágica

Sabe-se que a saúde infantil é largamente determinada por factores maternais, biológicos e condicionada por características do ambiente psicossocial que afecta o organismo infantil em desenvolvimento durante a concepção, a organogénese pré-natal, o período de nascimento, a adaptação neonatal e a ontogénese pós-natal.

Analisámos os factores maternos dos períodos pré-natais e intra-parto da vida da criança, que tiveram lugar na anamnese das crianças estudadas com atresia esofágica.

No estudo da estrutura etária materna, verificou-se que as crianças com atresia esofágica nasceram de mães entre os 18 e 46 anos de idade com uma média de 25,8±4,85 anos. Em ambos os grupos, a maioria das crianças nasceu de mães de 18-35 anos de idade (Quadro 3.2).

Quadro 3.2

Características etárias das mães de recém-nascidos com atresia esofágica (n=300)

	Grupo de comparação (n=69)		Grupo principal (n=231)	
	Abs.	%	Abs.	%
18-25 anos de idade	26	37,7%	103	44,5%
26-35 anos de idade	26	37,7%	82	35,5
35 anos de idade ou mais	17	24,6%	46	20%
Total	69	100%	231	100%

É de salientar que 52 (17,3%) bebés nasceram por cesariana, dos quais 17 (32,7%) nasceram com 30 a 35 semanas de gestação. Em 7 (41,2%) casos, a indicação para cesariana era de líquido amniótico elevado e em 2 (11,8%) casos, o feto tinha AS. Embora o próprio AP fetal não fosse uma indicação directa para a entrega operativa, isto afectou negativamente os resultados. Havia 128 (42,7%) mulheres primogénitas e 172 (57,3%) segundas nascidas.

A história médica da mulher estabeleceu factores de risco que foram afectados no início da gravidez, os quais podem servir como marcadores clínicos no diagnóstico pré-natal do AS fetal.

O factor patogénico mais comum foi a infecção respiratória viral aguda (IRA) com hipertermia, que foi observada em 135 (45%) mulheres grávidas. A maior prevalência de infecções virais nos pacientes deve-se ao facto de a sua gravidez ter ocorrido predominantemente durante a maior prevalência de infecções respiratórias agudas.

A infecção por TORCH com uma propriedade patogénica pronunciada foi observada em 111 (37%) casos. Foi detectada infecção bacteriana sob a forma de focos extragenitais agudos e crónicos (pielonefrite, parotidite, estomatite, OCI, reumatismo, catarro) em 21 (7%) mulheres, colpites genitais - 3 (1%).

Entre as patologias somáticas que podem afectar a formação de AS, as mais frequentes foram a anemia, em 128 (42,7%) mulheres grávidas; patologia cardíaca, em 7 (2,3%); patologia da tiróide, em 31 (10,3%); síndrome do aborto espontâneo, em 5 (1,6%) mulheres.

Desde a primeira gestação houve uma ameaça persistente de aborto em 204 (68%) mulheres, a patologia da placenta em 84 (28%). Numa fase posterior foi detectada patologia do líquido amniótico em 117 (39%) mulheres; síndrome da placenta infectada - em 11 (3,7%); atraso no crescimento intra-uterino do feto - em 17 (5,7%) mulheres grávidas.

O uso de drogas no início da gestação (antibióticos de diferentes grupos, anti-inflamatórios não esteróides; antitiróides: methisol; tiamazol) poderia ter efeitos teratogénicos e levar ao desenvolvimento de AS em 123 (41%) casos. A exposição à nicotina através do "fumo passivo" foi detectada em 87 (29%) mulheres, as mulheres grávidas fumadoras representavam 4%. Foi encontrado contacto com produtos químicos tóxicos em 18 (6%) mulheres. Havia uma história de polidrâmnios em 114 (38%) mulheres.

Os factores de risco que afectam a gravidez precoce foram de importância prognóstica para ambos os grupos de estudo quando comparados (Quadro 3.3.)

Caracterização comparativa dos factores de risco do EA fetal nos grupos de estudo

Factores de risco	Grupo principal (n=231)		Grupo de comparação (n=69)	
	abs	%	abs	%
OPVI	103	44,6%	32	46,4%
Infecção TORCH	97	42%	14	20,3%
Infecção bacteriana	13	5,6%	11	16%
Aborto ameaçado	167	72,3%	37	53,6%
Anomalias placentárias	68	29,4%	16	23,2%
Anemia	101	43,7%	27	39,1%
Patologia da tiróide	25	10,8%	6	8,6%
Tomar medicamentos	90	39%	33	47,8%
Contacto com pesticidas	11	4,8%	7	10,1%

Valor do criptério $\chi 2 = 21,169$, p<0,01

Como mostra o Quadro 3.3. na comparação, os seguintes factores de risco eram significativamente mais comuns nos grupos de estudo: risco de aborto - 72,3% no grupo de estudo e 53,6% no grupo de comparação, respectivamente; IRA - 44,6% e 46,4%; anemia - 43,7% e 39,1%; tomar medicamentos - 39% e 47,8%; infecção por TORCH - 42% e 20,3%. No entanto, a estimativa estatística dos valores OR não foi possível devido ao tamanho zero da amostra das mães de recém-nascidos sem atresia esofágica que tiveram estes sinais durante a gravidez.

Como regra, uma combinação de vários factores de risco actuou simultaneamente como um efeito prejudicial sobre as mulheres grávidas (Quadro 3.4).

Combinação de factores de risco fetal AS

Factores de risco		Qtd.	%
Em gestação precoce	Ameaça de aborto espontâneo + infecções respiratórias agudas + medicações	135	45%
	Infecções respiratórias agudas + anemia	128	42,7%
	TORCA + ameaça de aborto espontâneo + patologia somática (anemia, bócio difuso, patologia cardíaca)	108	36%
	FIV + administração de medicamentos	4	1,3%
Em gestação tardia	Polidrâmnios + ameaça de aborto	114	38%
	Gestações múltiplas + infecções respiratórias agudas + anemia	73	24,3%
	Gestações múltiplas + patologia somática (anemia, bócio difuso, patologia cardíaca) + IUGR fetal	17	5,7%
	Gestação múltipla + exacerbação das infecções crónicas	21	7%

Assim, as características identificadas do curso da gravidez em mulheres com EA fetal podem servir como marcadores clínicos do EA fetal.

Com base na nossa análise, concluímos que, para além da tríade de características (grande viscosidade, falta de visualização ou pequeno tamanho do estômago fetal, e segmento esofágico proximal dilatado), os factores de risco para crianças nascidas com AS são importantes. Os factores mais significativos são os seguintes:

- ameaça de aborto espontâneo;
- doenças somáticas e infecciosas da mulher durante a gravidez;
- os efeitos dos medicamentos;
- exposição a factores ambientais;

3.1.2 Resultados da análise de dados clínicos e anamnésicos de recém-nascidos com atresia esofágica

A admissão precoce a um hospital especializado é de grande importância para um resultado favorável da doença. A tabela 3.5 mostra a hora de admissão das crianças no hospital (dias a partir do nascimento).

Quadro 3.5

Calendário de admissão no hospital de pacientes com atresia esofágica (n=300)

Calendário de admissão	Número de pacientes			
	Grupo principal (n=231)		Grupo de comparação (n=69)	
	abs.	%	abs.	%
1 dia	80	34,6%	19	27,6%
2 dias	73	31,6%	25	36,2%
3 dias	33	14,3%	11	16%
4 dias	21	9,1%	6	8,7%
Dia 5	7	3,0%	3	4,3%
Mais de 5 dias	17	7,4%	5	7,2%
Total	231	100%	69	100%

Como mostra o Quadro 3.5, apenas 27,6% dos recém-nascidos foram hospitalizados no primeiro dia de vida, 72,4% das crianças foram admitidas no segundo dia ou mais tarde, o que indica deficiências na detecção precoce de SA em maternidades.

O quadro 3.6 apresenta o estado clínico e anamnéstico dos recém-nascidos com AS na admissão ao RIC. Ao avaliar os dados clínicos e anamnésticos de um recém-nascido, foi dada especial atenção ao momento do diagnóstico no período pós-natal (antes ou depois da alimentação); à natureza das medidas de diagnóstico e tratamento antes da admissão na nossa clínica e à gravidade da condição no momento da admissão.

Estatuto clínico e anamnéstico dos recém-nascidos do primeiro grupo (n=300)

Indicadores		Grupo principal (n=231)		Grupo de comparação (n=69)		Número total de (n=300)	
		abs.	%	abs.	%	abs.	%
Aplicado ao peito (amamentado)	Sim	76	33%	30	43,5%	106	35,3%
	Não	155	67%	39	56,5%	194	64,7%
Estabilização do recém-nascido antes do transporte	Adequadamente	21	9,1%	3	4,3%	24	8,0%
	Inadequado	171	74%	4	5,8%	175	58,3%
	Não realizado	39	16,9%	62	89,8%	101	33,7%
Temperatura corporal	Hipotermia	14	6,1%	8	11,6%	22	7%
	Norma	197	85,3%	54	78,3%	251	84%
	Hipertermia	20	8,6%	7	10,1%	27	9%
Presença de excicose grave	Confira	7	3,0%	15	22%	22	7%
	Não	224	97%	54	78%	278	93%
Presença de uma sonda no esófago	Confira	110	47,6%	29	42%	139	46%
	Não	121	52,4%	40	58%	161	54%
Medidas terapêuticas durante o transporte	Realizado	81	35%	8	11,6%	89	29,7%
	Não realizado	150	65%	61	88,4%	211	70,3%
Falha respiratória	I-II grau	203	88%	42	61%	245	82%
	III grau	28	12%	27	39%	55	18%
A gravidade do estado do recém-nascido na admissão	Pesado	11	4,8%	2	2,9%	13	4,3%
	Muito pesado.	216	93,5%	63	91,3%	279	93%
	Extremamente difícil	4	1,7%	4	5,8%	8	2,7%

O estudo de dados clínicos e anamnésticos mostrou que 30 (43,5%) recém-nascidos do grupo de comparação foram diagnosticados após a alimentação, ou seja, foram aplicados à mama após o nascimento, que foi a causa da pneumonia por aspiração. Isto apesar do facto de 11 (37%) deles terem suspeitado de AS devido a polidrâmnios. Entre os neonatos do grupo principal, o estabelecimento do diagnóstico após a alimentação foi observado em 76 (33%) casos. Oxicose grave devido a diagnóstico tardio, foram observadas medidas terapêuticas inadequadas no grupo principal em 7 (3,0%) neonatos contra 15 (22%) no grupo de comparação.

A análise também mostrou que apenas 24 (8,0%) pacientes receberam diagnóstico atempado de AS e preparação adequada nas maternidades antes do transporte. 175 (58,3%) recém-nascidos foram inadequadamente estabilizados na maternidade, e 101 (33,7%) crianças não receberam de todo estas medidas. Destes, havia 62 (89,8%) crianças no grupo de comparação contra 39 (16,9%) no grupo principal.

Outro factor que garante a segurança do transporte interhospitalar é a observância do princípio básico da ressuscitação e das equipas consultivas - a ameaça, prevendo o grau de risco e o resultado imediato do transporte. 10 (14,5%) pacientes foram admitidos não acompanhados por pessoal médico, o que levou à deterioração do estado do recém-nascido devido ao não cumprimento das regras de transporte.

Um aspecto importante do transporte inter-hospitalar de recém-nascidos em estado crítico é a continuação dos cuidados intensivos, assegurando a sua continuidade em todas as fases do processo de tratamento. Durante o transporte, todas as medidas terapêuticas iniciadas nos hospitais de Nível I e II ou na fase de preparação da criança para o transporte devem ser levadas a cabo.

Revelámos que 211 (70,3%) recém-nascidos não receberam a terapia intensiva necessária durante o transporte, o que resultou na desestabilização da homeostase, oxigenação, e manifestações da síndrome da resposta inflamatória sistémica.

Quase todas as condições críticas do período neonatal podem ser acompanhadas por perturbações significativas das trocas gasosas e da oxigenação, o que requer a organização de apoio respiratório durante o transporte. Dadas as características anatómicas e patogénicas deste defeito, é necessário minimizar este risco.

161 (54%) crianças foram transportadas sem tubo esofágico e sem aspiração de saliva da orofaringe, resultando em insuficiência respiratória de gravidade variável.

A insuficiência respiratória de Grau III na admissão foi diagnosticada em 55 (18%) neonatos, o que exigiu a sua transferência para a ventilação ventilatória. Ao ventilar uma criança com uma fístula traqueo-esofágica distal, é possível uma descarga significativa de ar através da fístula para o estômago. Isto leva a um inchaço abdominal acentuado, limita a excursão do diafragma, leva à progressão da insuficiência respiratória e ao risco de perfuração gástrica. 5 (7,2%) neonatos foram admitidos com perfuração gástrica (Fig.3.5.), aos quais foi dada ventilação ventilatória antes e/ou durante o transporte.

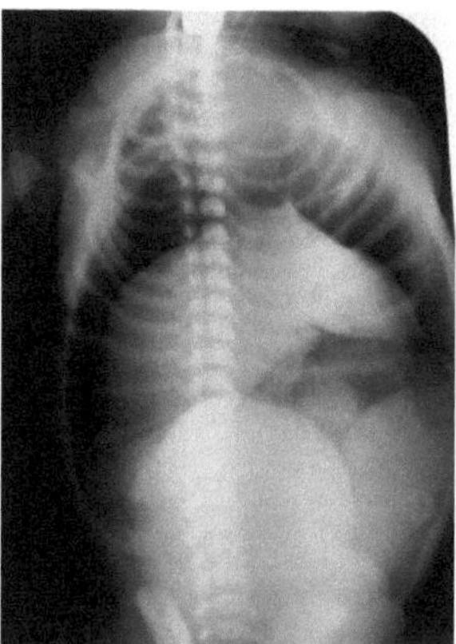

Fig. 3.5. Radiografia de perfuração gástrica em atresia esofágica com fístula traqueo-esofágica inferior. Paciente C., #131

Sabe-se que os recém-nascidos têm mecanismos termorreguladores imaturos, o que contribui para a perda de calor através da radiação infravermelha. A necessidade de oxigénio num bebé hipotérmico pode triplicar ou mais! Mais frequentemente a hipotermia ocorre em condições críticas tais como asfixia no parto, insuficiência respiratória, sepsis e outros efeitos adversos. Além da hipoxia, acidose, depressão respiratória, apneia, depressão de consciência e convulsões são observadas.

Nas nossas observações, 22 (7%) recém-nascidos foram admitidos em hipotermia (<36.0∘C) devido a hipotermia durante a viagem; 27 (9%) foram admitidos em hipertermia (>37.5∘C) relacionados com a presença de IUI, patologias associadas e complicações devidas a diagnóstico tardio e gestão inadequada de recém-nascidos com AS.

Assim, no primeiro grupo, 93% dos recém-nascidos foram admitidos num estado muito grave, 2,7% num estado extremamente grave. Isto deveu-se a omissões de testes de rastreio, tácticas obstétricas inadequadas, diagnóstico tardio e transferência para um hospital especializado após o nascimento, transporte impróprio. Tudo isto teve um impacto negativo no curso da doença e exigiu uma preparação pré-operatória mais longa.

3.2 Resultados do exame laboratorial de recém-nascidos com atresia esofágica à admissão

O quadro 3.7. apresenta as características dos principais parâmetros laboratoriais dos recém-nascidos com EA na admissão.

Quadro 3.7

Características dos parâmetros laboratoriais dos neonatos com atresia esofágica na admissão ao RIC, (n=300)

Indicador	Resultados m±s	
	Grupo principal	Grupo de comparação
Hemoglobina, g/l	165±20,8	170,3±25,4
RBCs, 10^{12}\l.	5,2±0,48	5,3±0,52
Contagem de glóbulos brancos, 10^9/L.	10,9±2,94	11,7±4,49
Hematócrito, %	54,5±7,4	57,5±7,6
Proteína total, gramas	54,7±6,3	60,6±5,7
Ureia, mmol/l	5,8±2,2	6,8±2,9
Bilirrubina total, µm \l	103,8±58,2	99,4±44,5
Proteína reactiva C, mg%.	26,8±16,7	17,3±8,3
Glucose, mmol/L	4,4±1,9	3,2±2,2

Ao analisar os resultados dos testes laboratoriais, a presença de IUI (leucocitose, nível elevado de proteína C-reactiva) e síndrome de resposta inflamatória sistémica (SIRS) foi confirmada em 124 (41%) crianças em geral.

Na admissão, verificou-se que 116 (38,7%) recém-nascidos apresentavam níveis elevados de hemoglobina, hematócrito e ureia devido à perda de peso e ecicose de grau I-II. As crianças foram admitidas no RIC, em média, em 2-3 dias de vida, e a terapia de infusão nas maternidades foi inadequada às necessidades fisiológicas ou não foi administrada de todo. Contudo, na análise comparativa, estes parâmetros foram elevados no grupo de comparação, o que também é explicado pelo diagnóstico tardio e tácticas de gestão inadequadas.

Um factor importante no desenvolvimento da síndrome de falência de múltiplos órgãos em recém-nascidos com AS é a hipoglicémia. A hipoglicemia pode nem sempre ser reconhecida se o diagnóstico tiver sido baseado apenas em achados clínicos. Os dados da glucometria mostraram que 78 (26%) neonatos tinham hipoglicémia (abaixo de 2,2 mmol/l) na admissão, confirmando uma terapia de infusão inadequada antes e durante o transporte inter-hospitalar de neonatos com AS. Estudos do sistema de hemostasia mostraram que em 81 (27%) neonatos com AS determinamos em laboratório hipocoagulação devido a PTI e teste de trombina, trombocitopenia moderada com nível normal ou elevado de fibrinogénio. Isto confirma que as anomalias no sistema de hemostasia ocorreram num contexto de hipocoagulação moderada no tipo de fase laboratorial da síndrome DIC - DIC aguda. Os resultados do sistema de hemostasia em recém-nascidos com atresia esofágica são apresentados no Quadro 3.8.

Parâmetros médios do sistema de hemostasia de recém-nascidos com atresia esofágica na admissão ao RIC, (n=300)

Indicador	Resultados m±s	
	Grupo principal	**Grupo de comparação**
Plaquetas, [109/L.]	261±25,1	255,7±23,4
Fibrinogénio A, gr\l	4,1±1,3	4,4±1,9
Índice de protrombina, %	83,1±6,9	65,8±9,6
Teste de trombina, st	3,14±0,9	4±1,2

Assim, com base na nossa análise, concluímos que durante a preparação da criança para o transporte e durante o mesmo, todos os esforços devem ser dirigidos para a prevenção das quatro patologias mais significativas, qualquer das quais pode provocar o desenvolvimento de disfunções orgânicas múltiplas e síndrome de falência, tendo como pano de fundo a malformação esofágica congénita já existente (Fig. 3.6).

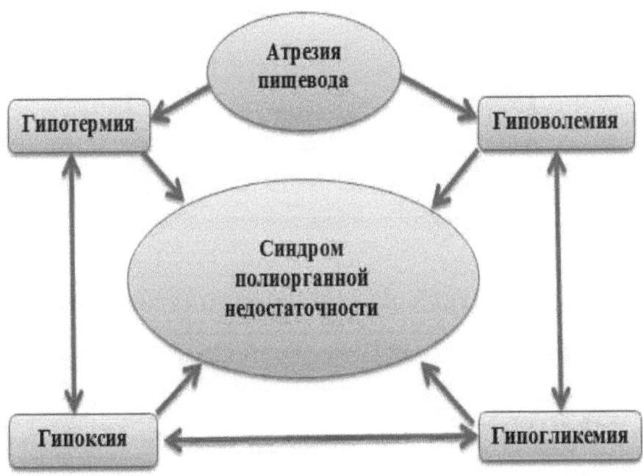

Figura 3.6. Principais factores de risco que agravam o recém-nascido com atresia esofágica durante o transporte interhospitalar

3.3 Resultados de métodos instrumentais de exame de recém-nascidos com atresia esofágica

A análise dos resultados dos métodos de exame instrumental revelou que em 5 (1,7%) casos foi utilizada uma sonda excessivamente suave durante a sonda esofágica em maternidades, que envolveu o esófago (Fig. 3.7). Isto foi considerado como encontrar a sonda no estômago e a alimentação foi   realizada durante 4 - 7 dias. Também foram utilizados como sonda sistemas de infusão intravenosa com uma extremidade afiada, o que resultou em danos na parede do esófago em 7 (2,3%) doentes.

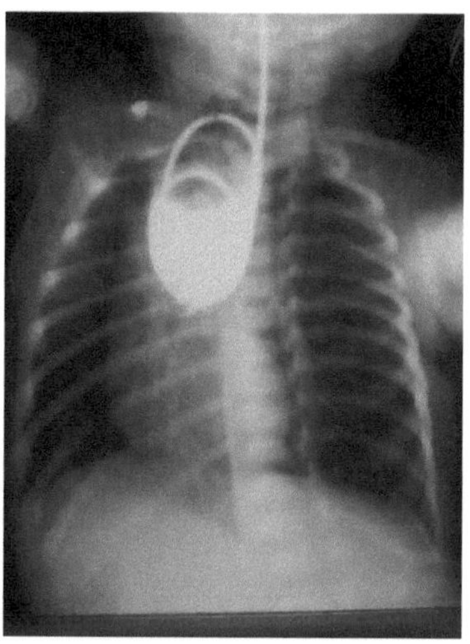

Fig.3.7 Radiografia de contraste do esófago num recém-nascido com atresia esofágica: entalamento da sonda na extremidade oral cega do esófago

Todos os recém-nascidos com PA tinham sinais de broncopneumonia por aspiração, no entanto, a pneumonia por bário foi diagnosticada em 6 (2,0%) deles (resultado do estudo de contraste de campo), o que foi confirmado pela radiografia pulmonar (Fig. 3.8).

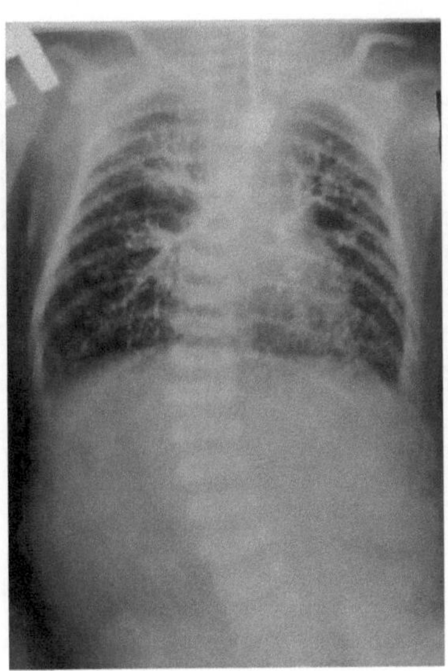

Fig.3.8. Radiografia de pneumonia por bário num doente com atresia esofágica

Na admissão, os recém-nascidos foram também submetidos a estudos de diagnóstico destinados a detectar malformações e perturbações combinadas de órgãos vitais: ecografia de órgãos internos, ecocardiografia, neurosonografia.

A natureza da patologia concomitante é de grande importância para a escolha de tácticas de tratamento em pacientes com atresia esofágica. Na nossa prática, 287 malformações combinadas de órgãos e sistemas em várias combinações foram detectadas em 190 (63,3%) neonatos. Em 144 (48%) recém-nascidos, o AS foi combinado com uma única malformação, e em 46 (15,3%) - com múltiplas malformações congénitas de órgãos e sistemas.

As tabelas 3.9 e 3.10 apresentam as variantes das malformações que observámos nos recém-nascidos com AP.

Quadro 3.9.

Número de recém-nascidos com malformações combinadas (n=190)

Malformações mistas	Qtd. pacientes	%
Defeitos cardiovasculares	86	45,3%
Malformações do tracto digestivo	39	20,5%
Malformações do sistema geniturinário	36	19,0%
Malformações do sistema músculo-esquelético	17	8,9%
Defeitos do sistema nervoso	5	2,6%
Outros	5	2,6%
Anormalidades cromossómicas	2	1,1%
Total	190	100%

Como se pode ver, em 190 neonatos com anomalias concomitantes, as malformações mais frequentes foram observadas em CCS (em 45,3%), malformações gastrointestinais (em 20,5%), e malformações MPS (19%). As malformações combinadas em 190 neonatos com AS são apresentadas no Quadro 3.10.

Quadro 3.10

Características de malformações combinadas em neonatos com atresia esofágica, n=287

Tipos de malformações	Quantidade	
	abs	%
Malformações cardíacas e vasculares		
LTD.	64	22,3%
OAP	48	16,7%
DMPP	14	4,9%
DMVP	17	5,9%
A tetrada de Fallot	4	1,4%
Dextrocardia	5	1,7%
TADLV (anomalias de drenagem total das veias pulmonares)	2	0,7%
Hipertensão pulmonar	5	1,7%
Anomalia vascular mediastinal	4	1,4%
Formulário AVC completo	2	0,7%
Transposição dos grandes vasos	2	0,7%
DOMS	3	1,0%
Atresia ou estenose de LA	2	0,7%

Síndrome de hipoplasia do coração esquerdo	1	0,3%
A anomalia de Ebstein	1	0,3%
Malformações do tracto digestivo		
atresia gástrica	1	0,3%
Obstrução congénita duodenal	4	1,4%
Atresia do ânus e recto sem fístula	19	6,6%
Anus atresia com fístula	11	3,8%
Atresia rectal	2	0,7%
Quistos omentais múltiplos	1	0,3%
Atresia biliar	1	0,3%
Malformações do sistema geniturinário		
Hidronefrose congénita	3	1,0%
Megaureter congénito	3	1,0%
Agenesia renascentista	17	5,9%
Hipoplasia do rim	3	1,0%
Displasia cística dos rins	4	1,4%
Duplicação do rim e do uréter	3	1,0%
Criptorquidismo	5	1,7%
Hipospádia	5	1,7%
hérnia inguinal	1	0,3%
Malformações do sistema músculo-esquelético		
Micrognatia	1	0,3%
Lábio superior incompleto e paladar	3	1,0%
Focomelia	1	0,3%
Brachymelia	1	0,3%
Displasia óssea do antebraço	2	0,7%
Aplasia de falange de mão	2	0,7%
Polidactilia	3	1,0%
Malformações congénitas da coluna vertebral	2	0,7%
obliquidade	3	1,0%
Defeitos do sistema nervoso central		
Hidrocefalia congénita	1	0,3%
Agenesia do corpus callosum	1	0,3%
Cisto do plexo vascular congénito	1	0,3%
Síndrome de Dandy Walker (hipoplasia de vermes cerebelar)	1	0,3%
Cisto retrocerebral	1	0,3%
Outros		
Aplasia do lobo superior do pulmão esquerdo	1	0,3%
Baço de ferradura	1	0,3%
Tumor abdominal congénito	1	0,3%
Anotia	2	0,7%
Anormalidades cromossómicas (Síndrome de Down)	2	0,7%

Como mostra a Tabela 3.10, entre as malformações cardiovasculares, 84,5% eram defeitos cardíacos septais; entre as malformações combinadas de GI, 82% eram anomalias anorretais; entre as malformações geniturinárias, 38,6% eram combinadas com agenesia renal.

Além disso, em todas as 300 crianças os exames clínicos, laboratoriais e instrumentais à admissão revelaram patologias concomitantes que estavam imediatamente em perigo de vida e exigiam tratamento mesmo antes da intervenção cirúrgica. Os dados sobre a natureza das patologias concomitantes são apresentados no Quadro 3.11.

Quadro 3.11

Natureza das comorbilidades e complicações em recém-nascidos com atresia esofágica, n=300

Nosologia	Grupo principal (n=231)		Grupo de comparação (n=69)	
	Número de pacientes	Frequência, %	Número de pacientes	Frequência, %
Pneumonia por aspiração	231	100%	69	100%
DIC - síndrome	14	6,1%	12	17,4%
Danos perinatais do SNC	141	61%	50	72,5%
Sclerema	11	4,8%	6	8,7%
Hiperbilirrubinemia conjugada	137	59,3%	43	62,3%
Anemia	20	8,6%	11	15,9%
Perfuração gástrica	2	0,9%	3	4,3%
Sépsis severa	5	2,2%	7	10,1%
Excicose	17	7,3%	5	7,2%

A tabela 3.11. mostra que o principal número de patologias e complicações associadas (DIC, esclerémia, anemia, perfuração gástrica, septicemia, ecicose) foram o resultado de um diagnóstico tardio e de tácticas de gestão inadequadas nas maternidades e na fase de transporte. No entanto, como se viu no grupo principal, as taxas de todas as complicações foram inferiores às do grupo de comparação, o que foi conseguido através do desenvolvimento e implementação de abordagens metodológicas e tácticas para o diagnóstico e gestão de pacientes com SA na fase pré-hospitalar.

3.4 Medidas para melhorar o diagnóstico anteparto e pós-parto e a gestão de recém-nascidos com AS

A fim de reforçar a saúde materna e infantil de todas as formas possíveis, criar as condições necessárias para dar à luz e criar uma geração saudável, desenvolver ainda mais o sistema estatal para a detecção precoce de patologias entre mulheres grávidas e recém-nascidos, reduzir a deficiência entre as crianças, e desenvolver e reforçar os recursos humanos

Desde os primeiros dias de independência no nosso país, os cuidados de saúde materna e infantil foram definidos como uma das orientações estratégicas da política social do Estado. O conceito "Mãe saudável - criança saudável" e o Modelo Nacional de Protecção da Saúde Materna e Infantil foram universalmente reconhecidos, incluindo no estrangeiro. Ao longo dos anos, esta iniciativa tem recebido apoio político e financeiro de governos e organizações, incluindo a OMS, UNICEF, UNFPA e o Banco Mundial. Foram tomadas medidas consistentes para criar condições favoráveis ao nascimento e criação de uma geração saudável, a fim de alcançar um efeito a longo prazo - uma melhoria no património genético da nação, uma melhoria na cultura médica da família, e uma melhoria na qualidade e duração de vida da população.

No âmbito da implementação consistente de programas estatais no campo da melhoria da saúde materna e infantil, formação avançada de trabalhadores médicos, bem como com base na análise dos resultados do diagnóstico e tratamento de pacientes com CHD, foi desenvolvido o projecto "Cuidados perinatais eficazes". Os formadores internacionais foram convidados para a fase inicial do projecto. Foram realizados seminários no Centro Nacional Perinatal sobre detecção precoce, tratamento e cuidados de vários tipos de defeitos congénitos prematuros, a fim de melhorar as qualificações de neonatologistas, anestesistas, especialistas em cuidados intensivos, cirurgiões pediátricos e obstetras e ginecologistas e de formar formadores nacionais. Dada a escassez de pessoal, o passo seguinte é a organização de múltiplos workshops de campo e um maior acompanhamento nas regiões do país.

Como resultado das medidas tomadas no âmbito da implementação de programas estatais, foi criado um centro nacional de formação e metodologia em cirurgia neonatal no departamento de cirurgia neonatal do Centro Republicano de Educação e Formação. Foi organizado um curso sobre "Cirurgia neonatal, anestesiologia e cuidados intensivos" para a reciclagem de cirurgiões pediátricos, anestesiologistas e especialistas em cuidados intensivos. As bases educacionais e metodológicas acima mencionadas foram as bases educacionais e metodológicas para melhorar os resultados do tratamento de crianças com EA.

Com base na análise dos resultados do diagnóstico e tratamento de recém-nascidos com SA, considerando a grande importância do período pré-natal e tácticas obstétricas, as peculiaridades do diagnóstico pós-natal precoce de SA e a organização do transporte interhospitalar de recém-nascidos com este defeito, desenvolvemos um algoritmo para diagnóstico pré-natal e tácticas de gestão obstétrica em SA fetal (Fig. 3.9) e um algoritmo para diagnóstico pós-natal e tácticas de gestão de recém-nascidos com SA (Fig. 3.10).

Os algoritmos de diagnóstico e tratamento foram desenvolvidos no âmbito dos programas estatais aprovados pelos Decretos do Presidente da República do Uzbequistão № PP-2133 "On State Program "Year of Healthy Child" of February 19, 2014, № PP-2221 "On State Program on further strengthening reproductive health, maternal, child and adolescent health protection in Uzbekistan for the period 2014-2018" de 1 de Agosto de 2014, bem como no âmbito da implementação da Ordem № 397 do MH da República do Uzbequistão   "On measures to further improvement surgical and perioperative care" de 1 de Agosto de 2014.

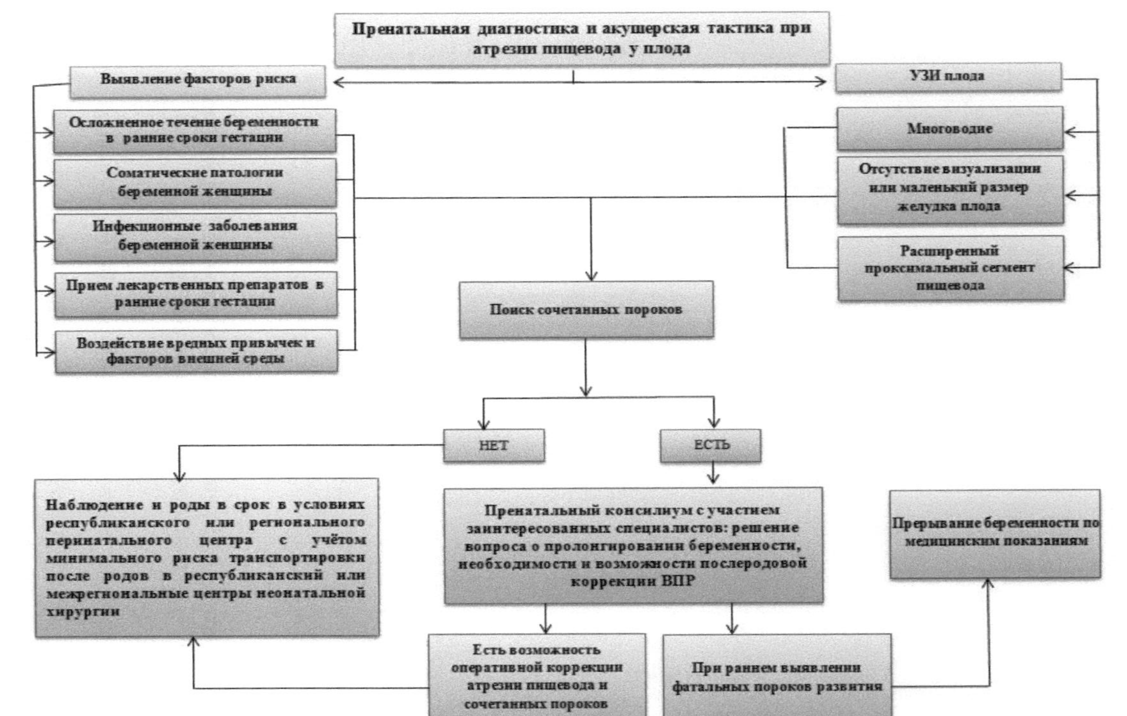

Figura 3.9. Algoritmo de diagnóstico pré-natal e gestão obstétrica da atresia esofágica fetal

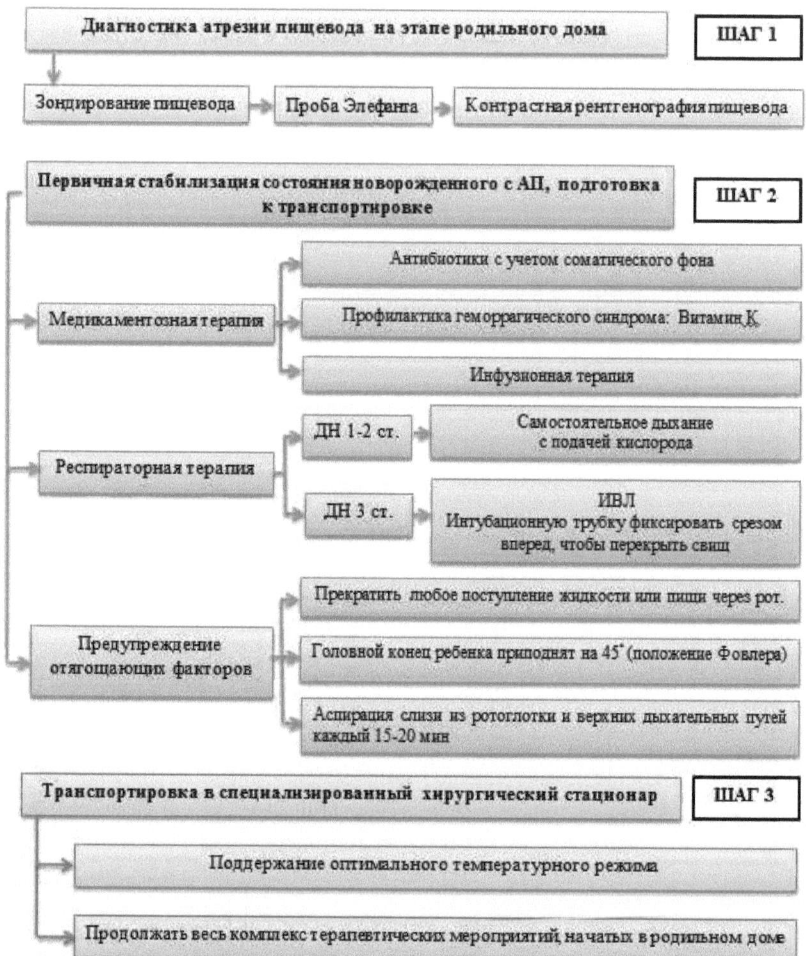

Fig. 3.10. Algoritmo de diagnóstico precoce pós-natal e gestão de recém-nascidos com atresia esofágica

Este algoritmo representa todas as etapas do diagnóstico pós-natal precoce e tácticas de gestão de recém-nascidos com AS na fase de maternidade, a sua aplicação permitiu melhorar os resultados do tratamento, reduzir a incidência de várias complicações e mortalidade (Conclusão sobre a implementação do MH do RUz № 8n-d/161 de 11.07.2018).

Resumo do capítulo

Os resultados do diagnóstico da atresia esofágica em recém-nascidos, realizado para o período de 2006 a 2016, demonstraram que a gravidade de uma condição de recém-nascidos com SA na admissão foi causada por várias complicações e desenvolvimento de síndrome de falência de múltiplos órgãos sobre um fundo de SA devido a diagnósticos tardios e tácticas de gestão erradas destes pacientes. A proporção de diagnóstico pré-natal de AS em todo o país é actualmente de 6,3%. Trata-se de uma cobertura criticamente baixa de mulheres grávidas através de exames de rastreio, o que não permite identificar sinais ultra-sónicos de SA no feto na medida necessária.

Com base num estudo do curso da gravidez em mulheres com EA fetal, foi demonstrado que a identificação dos factores de risco no início da gravidez aumenta as hipóteses de identificar a anomalia e que os próprios factores de risco podem servir como marcadores clínicos no diagnóstico pré-natal de EA fetal. Os factores patogénicos mais comuns são: ameaça de interrupção da gravidez (68%), infecções respiratórias virais agudas (45%), infecção por TORCH (37%), anemia (42,7%), exposição a drogas (41%).

Os nossos estudos mostraram que o diagnóstico pós-natal atempado e a preparação adequada dos recém-nascidos com AS para o transporte em maternidades foi realizado apenas em 24 (8%) pacientes. Em 175 (58,3%) recém-nascidos foram inadequadamente estabilizados em maternidades, 101 (33,7%) crianças não foram tratadas de todo. 211 (70,3%) recém-nascidos foram transportados com violações grosseiras das regras. Isto resultou em 55 (18%) casos de DN de grau III, em 22 (7,3%) casos de hipotermia, e em 78 (26%) casos de hipoglicémia grave. Ao preparar a criança para o transporte e durante o mesmo, todos os esforços devem ser dirigidos para prevenir as quatro condições patológicas mais significativas: hipotermia; hipovolemia; hipovolemia; hipoglicémia. Qualquer uma delas pode provocar o desenvolvimento de síndrome de disfunção orgânica múltipla e insuficiência contra o pano de fundo da malformação congénita do esófago.

Assim, os resultados do diagnóstico ante e pós-natal permitiram-nos desenvolver e implementar algoritmos de diagnóstico pré e pós-natal e de gestão de pacientes com SA. A sua aplicação contribui para a redução da incidência de várias complicações e mortalidade nos períodos pré e pós operatórios.

CAPÍTULO IV.
ANÁLISE DOS RESULTADOS DO TRATAMENTO CIRÚRGICO

4.1 Fases de desenvolvimento do tratamento cirúrgico da atresia esofágica na ROC

Antes da abertura do departamento de cirurgia neonatal no Hospital Clínico Infantil Republicano, recém-nascidos com patologias cirúrgicas, incluindo atresia esofágica, eram operados no departamento de cirurgia neonatal do Hospital Infantil Clínico nº 5 da Cidade (agora Hospital Infantil Clínico nº 1 da Cidade) de Tashkent. O Departamento de Cirurgia Neonatal do Hospital Infantil Clínico Municipal No.5 (actualmente Hospital Infantil Estatal No.1) em Tashkent sob a supervisão do Professor N.Sh. Ergashev.

A história do tratamento cirúrgico de recém-nascidos com AS em ROC pode ser convencionalmente dividida em 3 fases.

4.1.1 A primeira fase do tratamento da atresia esofágica na ROC - 2002-2005

A primeira fase pode ser convencionalmente chamada a fase inicial ou de organização e metodológica, com base nas tarefas do período de tempo em questão. Em 2002 - 2005 foi analisado o estado do serviço de neonatologia do centro, o que exigiu uma melhoria da base material e técnica, reforçando o pessoal.

Na fase inicial, foi mantida uma mortalidade de 100% dos recém-nascidos com atresia esofágica. Todas as crianças morreram devido às chamadas causas anestesiológicas no primeiro dia e mesmo horas após a cirurgia, antes do desenvolvimento de complicações pós-operatórias. O desespero fatal foi sentido no estado de espírito do pessoal médico já na admissão de tais pacientes. Psicologicamente, os médicos não estavam preparados para resultados bem sucedidos de correcção cirúrgica do defeito em questão.

De 2002 a 2005, foi formada uma equipa de cirurgiões pediátricos e anestesistas-anestesistas-anestesistas pediátricos para prestar cuidados cirúrgicos

63

a recém-nascidos, pessoal médico intermédio e júnior, e a base material e técnica foi reforçada. À medida que adquirimos experiência no tratamento de recém-nascidos com atresia esofágica, o pessoal da clínica superou o complexo psicológico de incerteza sobre esta malformação.

Durante este período, 14 neonatos com atresia esofágica foram operados e morreram no primeiro dia ou mesmo horas após a cirurgia. Por conseguinte, estas crianças não foram incluídas no grupo de estudo.

Em 2006, a primeira criança com atresia esofágica sobreviveu à cirurgia na ROC.

4.1.2 A segunda fase de tratamento de recém-nascidos com atresia esofágica no RIC: 2006-2009.

Nesta altura, havia uma oportunidade real de estudar e melhorar os resultados da correcção cirúrgica dos recém-nascidos com atresia esofágica.

As tácticas cirúrgicas não foram diversas. Na fase inicial do nosso trabalho, tínhamos uma política de cirurgia de emergência, que consistia em aplicar a anastomose primária por métodos tradicionais. Talvez tenha sido uma táctica errada até certo ponto, mas na altura era a única possibilidade de salvar a vida de um recém-nascido.

A análise das causas de mortalidade mostrou que a sua estrutura era dominada por causas sépticas e hemorrágicas devido a diagnósticos tardios e complicações "cirúrgicas". Muitos pacientes na admissão tiveram várias manifestações de edema-hemorrágica e síndrome DIC, que se agravaram durante a intervenção cirúrgica e depois dela.

No início, as complicações pós-operatórias não foram incluídas na estrutura da mortalidade pós-operatória. Isto encaixa obviamente no conceito de causas "anestesiológicas" de resultados letais. No entanto, as chamadas causas "anestesiológicas" começaram gradualmente a dar lugar às "cirúrgicas" -

insuficiência esofágica, mediastinite, que apontavam para a melhoria da ajuda à reanimação anestesiológica.

No final da segunda fase, conseguimos reduzir a taxa de mortalidade pós-operatória de 100% para 77,2%. Entre as causas de morte em 22 (50%) crianças foram complicações cirúrgicas pós-operatórias: gerais e específicas. Na segunda fase, precisávamos de um novo nível de correcção cirúrgica da malformação, visando a redução máxima das complicações pós-operatórias e a preservação da vida neonatal.

No entanto, o aumento do fluxo de pacientes com comorbilidades graves devido a diagnósticos tardios e tácticas de gestão inadequadas não melhorou a situação.

4.1.3 Fase 3 de tratamento de recém-nascidos com atresia esofágica no RIC: 2010-2016.

Em 2010-2016, os problemas tornaram-se bastante óbvios, sem solução, o que dificilmente se conseguiria obter um resultado positivo.

Primeiro, os problemas de diagnóstico tardio, a gestão inadequada das pacientes com SA na fase de maternidade, que na maioria dos casos levou a um resultado mal sucedido, tornaram-se agudos. Nas instituições periféricas, a opinião dos médicos sobre a atresia esofágica como uma malformação com um resultado fatal persistiu. Muitos deles não mantiveram protocolos clínicos para o diagnóstico e gestão de pacientes com esta malformação.

Em segundo lugar, uma incidência relativamente elevada de falha de sutura durante a anastomose esofágica directa pelo método tradicional levou ao desenvolvimento de mediastinite com resultado letal.

Tudo o que foi dito acima fez-nos reconsiderar alguns pontos de vista estabelecidos sobre o problema da correcção cirúrgica da atresia esofágica.

Analisámos os resultados do tratamento cirúrgico de recém-nascidos com AS, no RIC de 2006 a 2016. Durante este período foram admitidos 300 recém-nascidos na nossa clínica, 263 (87,7%) dos quais foram operados. A tabela 4.1 apresenta a natureza das cirurgias realizadas.

Quadro 4.1

Distribuição dos pacientes com atresia esofágica de acordo com o tipo de intervenção cirúrgica realizada, n=263

№	Nome da operação	Número de pacientes	%
1	Toracotomia, ligadura TPS; anastomose esofágica directa	232	88,2%
2	Toracotomia, ligadura TPS; esofagostomia superior; gastrostomia	6	2,3%
3	Toracotomia, eliminação do TPS; alongamento do esófago de acordo com Foker	2	0,8%
4	Esofagostomia superior; gastrostomia de Kader	19	7,2%
5	Cirurgia para malformações combinadas sem intervenção esofágica	4	1,5%
	Total	263	100%

Como se pode ver na Tabela, 232 (88,2%) recém-nascidos foram submetidos a cirurgia radical incluindo a eliminação de TPV e esofago-esofagoanastomose; em 19 (7,2%) casos com forma isolada de esofagostoma AP superior e gastrostomia de Kader foram aplicados. Devido a uma grande diástase entre segmentos esofágicos 6 (2,3%) doentes foram submetidos a esofagostomia superior e gastrostomia de acordo com Kader; 2 (0,8%) - alongamento esofágico de acordo com a técnica de Foker após eliminação do LCS. Quatro (1,5%) crianças foram inicialmente submetidas à correcção de malformações concomitantes, mas não sobreviveram à fase seguinte da cirurgia do AS.

Assim, 232 crianças foram seleccionadas para analisar os resultados do tratamento cirúrgico. Estes pacientes foram divididos em dois grupos, dependendo do método de anastomose esofágica.

O primeiro grupo (comparação) consistiu em 67 neonatos em que a anastomose esofágica foi realizada principalmente com o método tradicional, ou seja, suturas nodais de uma linha.

O segundo (principal) grupo era composto por 165 crianças que foram operadas pelo método modificado na clínica.

Prevenção de tais complicações "cirúrgicas" como falha de anastomose, mediastinite e refluxo gastroesofágico no período pós-operatório precoce; a diminuição da taxa de letalidade   foi considerada como critério de eficácia.

4.2 Análise dos resultados do tratamento cirúrgico em comparação com as crianças do grupo

O principal critério de eficácia do tratamento em crianças deste grupo foi a frequência e as causas das complicações "cirúrgicas" e o seu papel na thanatogénese de recém-nascidos com atresia esofágica.

Este grupo incluía 67 recém-nascidos: 41 (61,2%) rapazes e 26 (38,8%) raparigas. Havia 60 (89,6%) bebés prematuros e 7 (10,4%) prematuros. A idade média gestacional foi de 37,4 semanas e variou entre 33 e 41 semanas. O peso médio de nascimento foi de 2862 gramas com um intervalo de 1190 a 4000 gramas. A anastomose esofágica primária foi realizada em 64 (95,5%) neonatos, tratamento cirúrgico retardado - em 3 (4,5%) após gastrostomia para AP não-tumorigénica. A intervenção cirúrgica foi realizada utilizando o método tradicional de anastomose esofágica.

Métodos tradicionais de cirurgia da atresia esofágica.

Uma toracotomia póstero-lateral direita é realizada no espaço intercostal III-IV. O acesso extrapleural ao mediastino posterior é realizado. A extremidade distal do esófago é exposta até entrar na traqueia. A fístula traqueo-esofágica é eliminada. Após uma sonda gástrica de 6 Fr/Ch ou 8 Fr/Ch, dependendo do diâmetro do esófago distal, é realizada uma anastomose esofágica directa utilizando suturas nodais de uma linha através de todas as camadas das paredes do esófago (Fig. 4.1) ou suturas de duas linhas (anastomose telescópica) por Haigth. A operação é concluída com a drenagem do mediastino posterior.

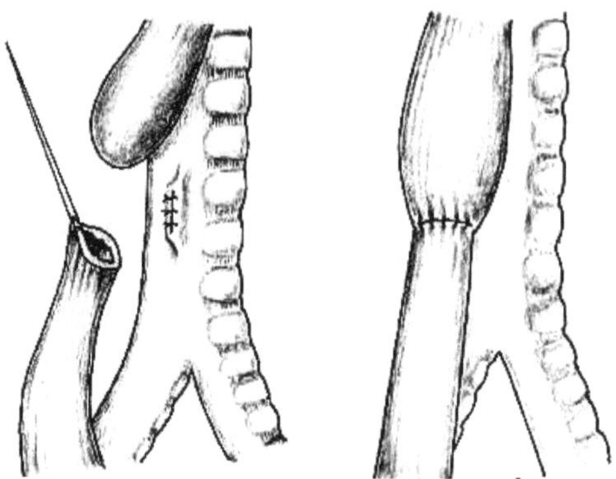

Figura 4.1. Anastomose esofágica com suturas de nó de uma linha

A mortalidade pós-operatória neste grupo foi de 67,1% (45/67). A análise mostrou que as causas de complicações sépticas e hemorrágicas (falha da anastomose, mediastinite) dominavam na estrutura da mortalidade. Muitos pacientes tinham já na admissão várias manifestações de edema-hemorrágica e síndrome DIC, que se agravaram durante a intervenção cirúrgica e no período pós-operatório.

As complicações pós-operatórias precoces desenvolveram-se em 30 (44,8%) dos 67 pacientes. A natureza das complicações é apresentada no Quadro 4.2.

Quadro 4.2

Complicações pós-operatórias precoces da atresia esofágica em comparação com os pacientes do grupo, n=30

Complicações	Número de casos	Frequência,%
Falha na anastomose	24	35,8%
Falha de membros residuais da fístula	1	1,5%
Recanalização da fístula traqueo-esofágica	1	1,5%
Perfuração gástrica, peritonite	2	3,0%
Chylothorax	2	3,0%
Total	30	44,8%

Como se pode ver na tabela, as complicações no período pós-operatório ocorreram em aproximadamente metade dos casos. A complicação mais frequente foi a falha da anastomose esofágica (35,8% (24/67)). Esta complicação desenvolveu-se cedo (2-3 dias) no período pós-operatório.

O exame radiológico foi realizado quando a saliva espumosa apareceu na drenagem do mediastino posterior para confirmar a provável falha da anastomose (Fig. 4.2).

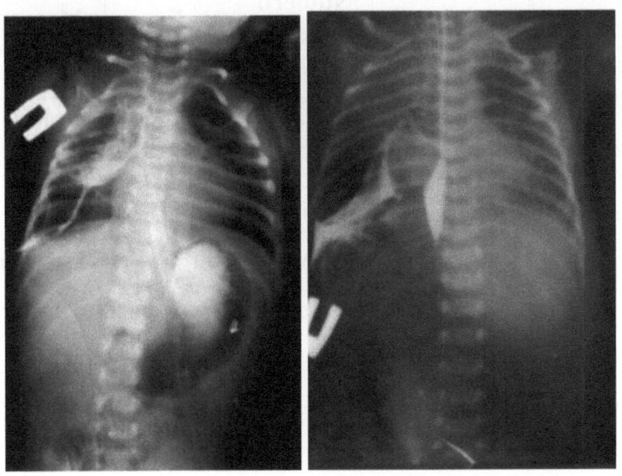

Figura 4.2. Radiografia de falha de anastomose na atresia esofágica

Para este efeito, a criança foi dada a engolir uma pequena quantidade de agente de contraste hidrossolúvel. Realizaram-se repetidos estudos radiológicos no decurso do tratamento, conforme necessário, como teste de controlo.

Vários autores [135,158] sugerem a distinção entre "grande" e "pequena" anastomose fracassada. A falha "grande" é caracterizada por divergências significativas de suturas na zona de esofago-esofagoanastomose, quantidade significativa de descarga de drenagem, pneumomediastino, e perturbações respiratórias.

A falha da anastomose "menor" ("fuga") manifesta-se clinicamente por secreção salivar insignificante através da drenagem do mediastino posterior. Com este tipo de incompetência, a cura é possível com um tratamento conservador (drenagem adequada, retirada de nutrição, terapia antibiótica).

A natureza da falha da anastomose em comparação com os doentes do grupo é mostrada na Tabela 4.3.

Quadro 4.3

Falha da anastomose em crianças do grupo 1, n=24

	Número de casos	%	Morreu	%
"Insolvência "grande	2	8,3	2	100
"Pequena" insolvência	22	91,7	14	63,3

Dos 24 neonatos com falha de anastomose, foram utilizadas tácticas cirúrgicas em 2 (8,3%). Consistia em retoracotomia. Em 1 criança, foi realizada a dissecção da anastomose, foram aplicados esófagos cervicais e gastrostomas, e 1 criança foi submetida a uma reanastomose. 22 (91,7%) doentes foram tratados de forma conservadora. Como resultado do tratamento conservador, a cura da anastomose foi alcançada em 8 (33,7%) recém-nascidos em 26 - 49 dias de pós-operatório. 16 (66,7%) crianças com incompetência de anastomose morreram apesar do tratamento cirúrgico e conservador.

De acordo com Krasovskaya et al. (2003), 90% das crianças com AS têm sinais radiológicos de RGE. Isto também foi confirmado na nossa prática por exames radiológicos (Fig. 4.3.). Com base em estudos exaustivos, os autores concluíram que os RGE são o principal mecanismo fisiopatológico da insuficiência anastomótica [34]. Contudo, não existem relatórios na literatura sobre formas de impedir a RGE no período pós-operatório precoce em recém-nascidos operados para o AS.

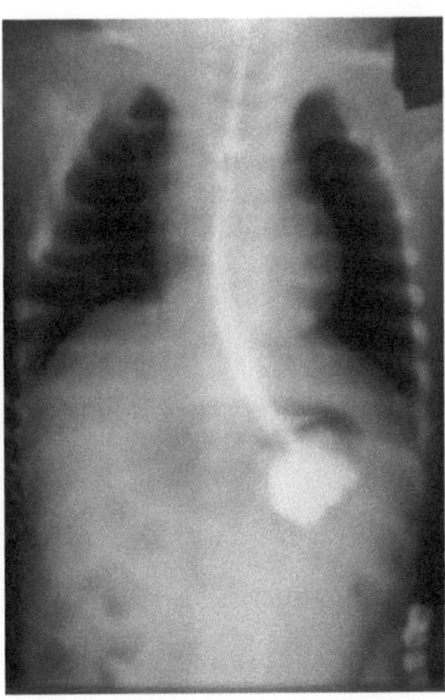

Fig.4.3 Radiografia RGE numa criança com atresia esofágica

De acordo com os resultados do tratamento cirúrgico de crianças do primeiro grupo e os dados da literatura, concluímos que a elevada incidência de anastomose incompatível com o método tradicional está associada:

-        aperto insuficiente da anastomose devido à má adaptação das margens do esófago a coser nas extremidades quando se utilizam suturas com nós de uma linha;

-        A utilização de sutura de linha dupla em recém-nascidos com CA, que é um factor agravante que leva à compressão adicional dos tecidos, estase sanguínea, e hipoxia circulatória pronunciada;

-        conteúdos gástricos permanentes na área da anastomose, o que agrava o fenómeno da anastomose e aumenta o risco de falha da anastomose.

Tudo isto nos levou a procurar novas formas de resolver os problemas indicados. A principal direcção na resolução destes problemas determinámos um estudo abrangente da anatomia cirúrgica da atresia esofágica.

4.3 Análise dos resultados do tratamento cirúrgico dos pacientes com atresia esofágica do grupo principal

Com base na análise dos resultados do tratamento de crianças do primeiro grupo, desenvolvemos um método de anastomose esofágica em recém-nascidos com AS destinado a prevenir complicações pós-operatórias tais como incompetência da anastomose e refluxo gastroesofágico no período pós-operatório precoce; redução da taxa de mortalidade, melhoria dos resultados do tratamento cirúrgico.

O grupo principal incluía 165 recém-nascidos: 97 (59%) rapazes e 68 (41%) raparigas. Havia 128 bebés prematuros (77,6%), 37 bebés prematuros (22,4%). A idade média gestacional foi de 37,9 semanas (30 a 43 semanas). O peso médio de nascimento foi de 2883 gramas (1300 a 4480 gramas). A anastomose esofágica primária foi realizada em 165 (93,9%) crianças, em 5 (3,2%) casos com operações simultâneas para patologias concomitantes. A anastomose esofágica foi realizada em 10 (6,1%) recém-nascidos após correcção faseada de patologias concomitantes. A natureza das operações realizadas é apresentada no Quadro 4.4.

Quadro 4.4

Natureza das operações realizadas com crianças do grupo principal, n=165

Natureza das operações		Qtd.	%
Anastomose esofágica primária		150	91
Simultâneo	Anastomose esofágica + ligadura OAP	1	0,6
	Anastomose esofágica + duodenodenoanastomose + proctoplastia perineal	1	0,6
	Anastomose esofágica + sigmastomia	1	0,6
	Anastomose esofágica + proctoplastia perineal	1	0,6
	Laparocentese e drenagem abdominal	1	0,6
Correcção passo-a-passo de AP	Gastrostomia	1	0,6
	Duodenodenoanastomose + sigmastomia	1	0,6
	Sigmastomia	3	1,8
	Protoplastia perineal	4	2,4
	Laparocentese e drenagem abdominal	1	0,6
Total		165	100

Todos os recém-nascidos deste grupo foram submetidos a anastomose esofágica segundo o método modificado da clínica (patente de invenção da República do Uzbequistão, №IAP 05092 "Método de tratamento cirúrgico da atresia esofágica" Autores: Ergashev B.B. B.B. Ergashev e Sh.D. Eshkabilov). A aplicação do método dado ajuda a aumentar a eficácia do tratamento cirúrgico de crianças com atresia esofágica. A operação proporciona uma estanqueidade fiável da anastomose, evita a inundação de conteúdos gástricos na zona de anastomose e reduz a incidência da sua falha, mediastinite e mortalidade pós-operatória.

O método consiste no seguinte. Realiza-se a toracotomia póstero-lateral, acesso extrapleural ao esófago, mobilização da extremidade oral do esófago e eliminação da fístula traqueo-esofágica. Depois da inserção do cateter de Foley no estômago como um tubo gástrico, o esófago é anastomosado com uma única sutura contínua através de todas as camadas das paredes do esófago usando uma agulha atraumática com fio Vicryl 6/0.

A colocação da anastomose é realizada da seguinte forma. Depois de um cateter de Foley de tamanho Fr/Ch-6 ou 8 ser passado como sonda gástrica, uma sutura contínua de uma linha é aplicada à parede anterior do esófago, deixando ambas as extremidades do fio como suporte. O esófago é então rodado 180° ao longo do seu eixo utilizando os suportes para colocar uma sutura contínua de uma linha na sua parede posterior. Após a remoção dos suportes, o esófago ocupa a posição anatómica normal rodando 180° no seu eixo. Um tubo de drenagem é deixado na zona de anastomose (Fig. 4.4).

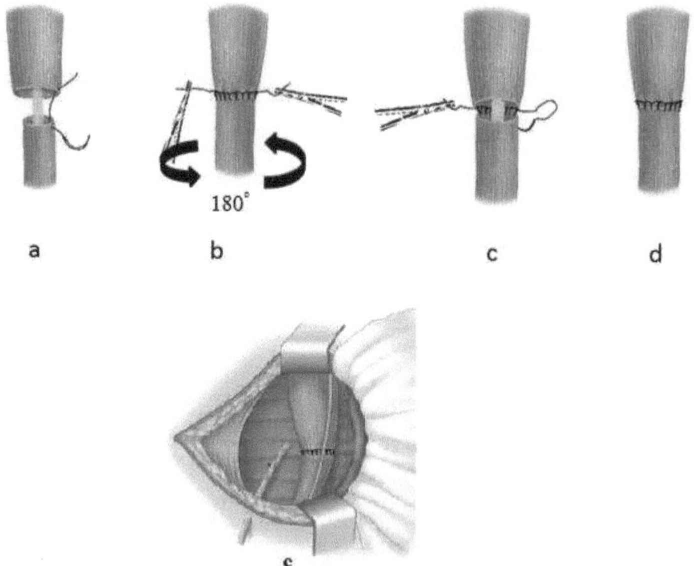

Fig.4.4 Fases da cirurgia da atresia esofágica tal como modificada pela clínica

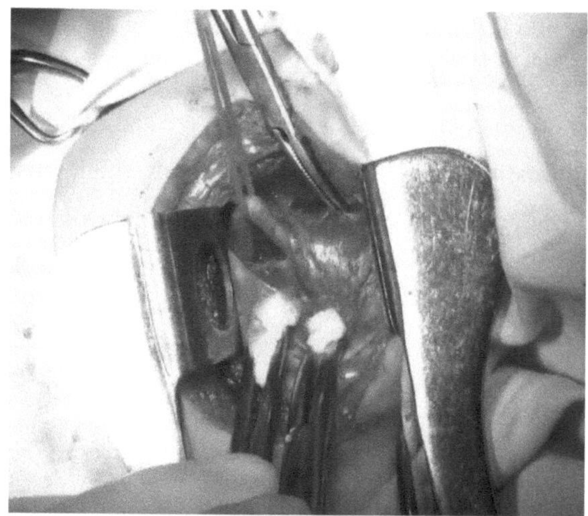

Figura 4.5. Fase de mobilização do esófago superior e do LPS inferior

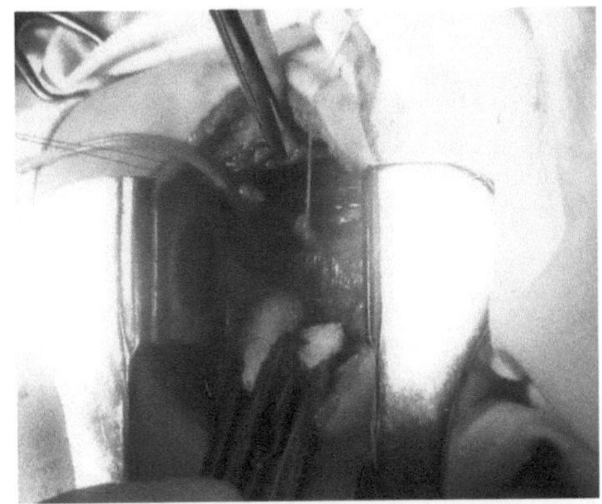

Figura 4.6. A fase de eliminação do SST inferior

Figura 4.7. Inserção de cateter de Foley no estômago

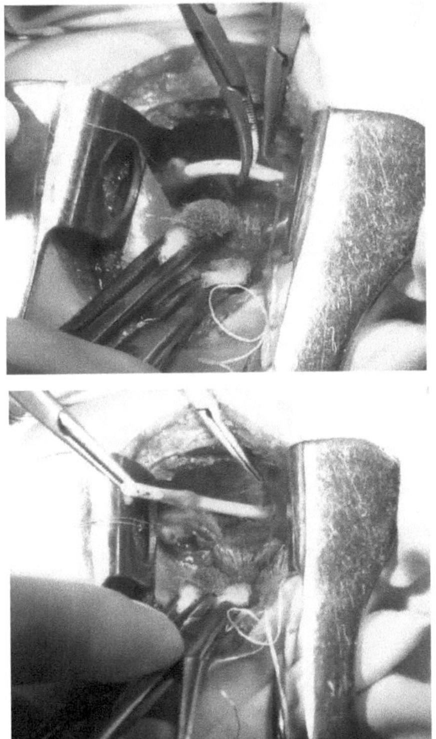

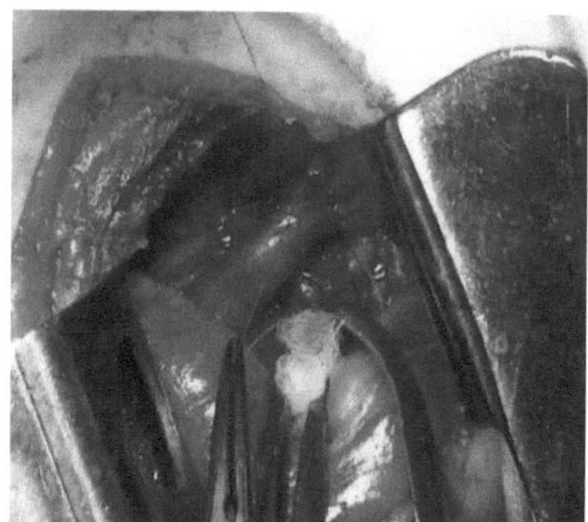

Fig. 4.8. Sutura contínua de uma linha na parede anterior

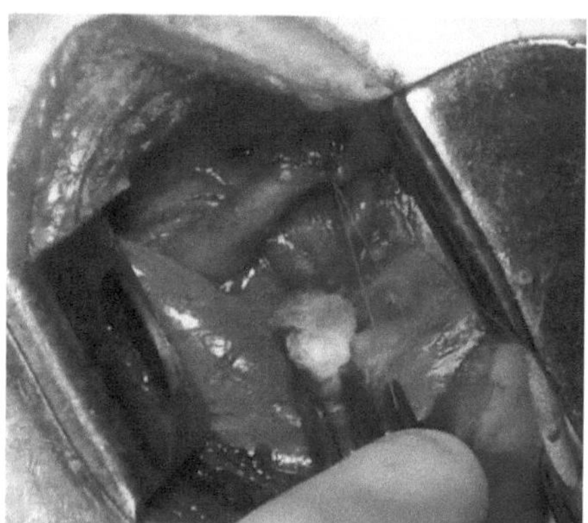

Figura 4.9. Sutura contínua de uma linha na parede posterior após rotação de 180

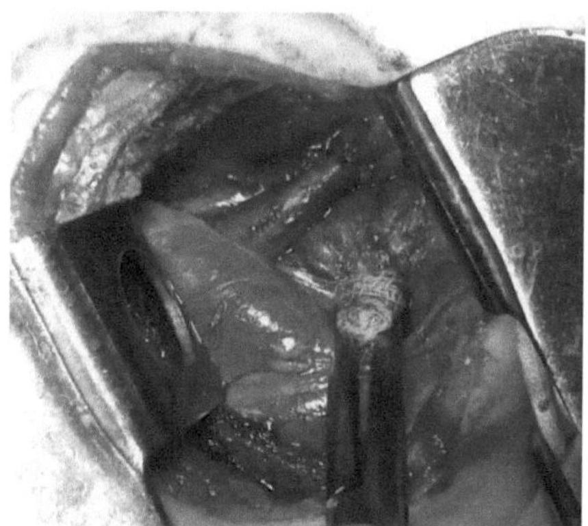

Figura 4.10. Condição após anastomose

A técnica de sonda gástrica com cateter de Foley difere da sonda gástrica com um tubo gástrico habitual no facto de a extremidade distal do cateter de Foley ser insuflada, puxada para cima, e assim fechando a área cardíaca, impede que o conteúdo gástrico seja lançado na zona de anastomose (Fig.4.11).

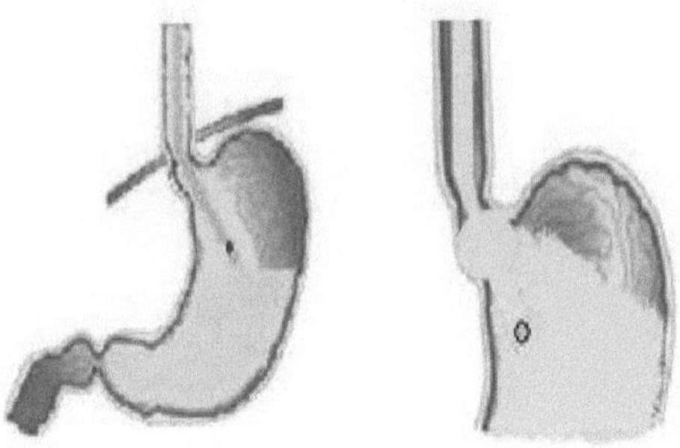

Fig.4.11. Método de sonda gástrica com um cateter de Foley

A eficácia do método proposto de sondagem gástrica foi verificada por contraste no exame de raios X no período pós-operatório. Os resultados do estudo confirmaram a eficácia da técnica na prevenção da ejecção do conteúdo gástrico na zona de anastomose (Fig. 4.12.).

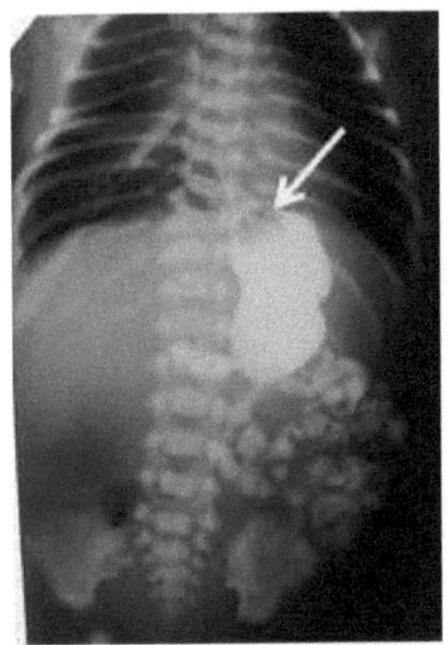

Fig.4.12. Avaliação radiológica da eficácia da sonda gástrica

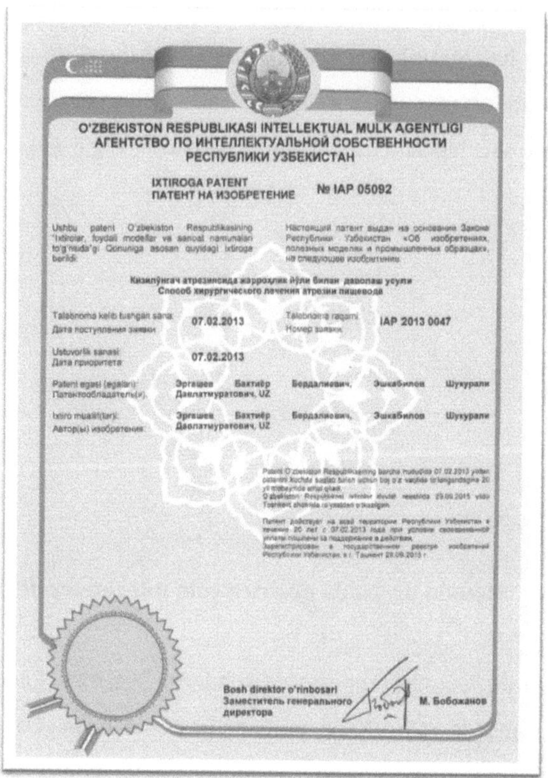

O'ZBEKISTON RESPUBLIKASI INTELLEKTUAL MULK AGENTLIGI
АГЕНТСТВО ПО ИНТЕЛЛЕКТУАЛЬНОЙ СОБСТВЕННОСТИ
РЕСПУБЛИКИ УЗБЕКИСТАН

IXTIROGA PATENT
ПАТЕНТ НА ИЗОБРЕТЕНИЕ   № IAP 05092

Кизилўнгач атрезиясида жарроҳлик йўли билан даволаш усули
Способ хирургического лечения атрезии пищевода

Talabnoma kelib tushgan sana: 07.02.2013   Talabnoma raqami: IAP 2013 0047
Дата поступления заявки: Номер заявки:

Ustuvorlik sanasi: 07.02.2013
Дата приоритета:

Patent egasi (egalari):   Эргашев   Бахтиёр   Бердалиевич,   Эшкабилов   Шукурали
Патентообладатель(и):   Давлатмуратович, UZ

Ixtiro muallifi(lari):   Эргашев   Бахтиёр   Бердалиевич,   Эшкабилов   Шукурали
Автор(ы) изобретения: Давлатмуратович, UZ

Bosh direktor o'rinbosari
Заместитель генерального   М. Бобожанов
директора

Figura 4.13. Patente de Invenção n.º IAP 05092 datada de 29.09.2015.
Método de tratamento cirúrgico da atresia esofágica

No período pós-operatório, as medidas terapêuticas visavam manter a função dos órgãos vitais, restaurar a função do tracto gastrointestinal, o pleno abastecimento de água-electrolito e as necessidades proteicas e com a utilização de terapia antibacteriana combinada.

Após a cirurgia, a criança deve ser mantida num ambiente de temperatura óptima (um couve ou um sistema de aquecimento aberto).

O tubo gástrico (cateter de Foley) inserido durante a cirurgia não foi substituído durante pelo menos 10 dias, uma vez que a sua inserção cega pode danificar a anastomose. Nos primeiros 5-7 dias de pós-operatório, o pescoço do paciente não deve ser sobrealargado para não esticar a anastomose e provocar instabilidade da sutura.

A analgesia pós-operatória foi realizada por infusão de analgésicos opióides (fentanil 2-5 µg/kg/h) durante 3-5 dias. Mais tarde, quando indicado, mudámos para a administração de bolus.

A sanação da árvore traqueobrônquica foi realizada conforme necessário. Para este efeito, o cateter foi inserido estritamente à profundidade do tubo de intubação para evitar a recanalização da fístula. Para a sanação orofaríngea, o cateter de sanação foi inserido a uma profundidade não superior a 4-5 cm.

O apoio à ventilação foi interrompido assim que a criança começou a respirar independentemente e as taxas de troca de gás normalizadas. O risco de angústia respiratória após a extubação deve ser minimizado para evitar entubação traqueal repetida. Se a anastomose for aplicada com tensão, recomenda-se a realização de AVI sobre um fundo de relaxantes musculares durante 3-5 dias.

A drenagem do mediastino posterior foi colocada dois centímetros debaixo de água; a aspiração activa não foi realizada. A alimentação enteral das crianças no período pós-operatório foi iniciada de 4-5 dias. Se não houvesse sinais de falha da anastomose, a drenagem do mediastino posterior era removida no 6º-7º dia após a cirurgia. O estado da anastomose foi controlado à mínima suspeita do seu fracasso. Em caso de falha da anastomose, a drenagem do mediastino e do tubo gástrico não foi removida até a fístula sarar completamente. A fístula foi fechada em 23±7,5 dias, em média.

No grupo principal foram observadas complicações pós-operatórias precoces em 20 (12,1%) casos (Tabela 4.5.).

Quadro 4.5

Complicações pós-operatórias precoces em crianças do grupo principal
n=20

Complicações	Número de pacientes	%
Falha na anastomose	14	8,4
Fístula Broncopleural	1	0,6
Pneumotórax, pyopneumotórax.	2	1,2
Perfuração gástrica, peritonite	1	0,6
Trombose mesentérica	1	0,6
Chylothorax	1	0,6
Total	20	12,1

Como se pode ver na tabela, a falha da anastomose foi a complicação mais frequente nos pacientes do grupo principal no período pós-operatório precoce. No entanto, a incidência de HA diminuiu drasticamente para 8,4%.

A falha da anastomose "principal" que requereu reoperação não foi observada em crianças deste grupo (Tabela 4.6).

Quadro 4.6

Falha da anastomose em crianças do grupo principal, n=14

	Número de casos	%	Morreu	%
"Insolvência "grande	-	-	-	-
"Pequena" insolvência	14	100	5	35,7

A causa do resultado fatal foi a síndrome de falência de múltiplos órgãos sobre o fundo da pré-maturidade, malformações múltiplas, pneumonia por aspiração e síndrome DIC.

4.4.Avaliação comparativa dos resultados do tratamento cirúrgico de crianças com atresia esofágica

4.4.1.Análise comparativa de complicações pós-operatórias precoces

Características comparativas de complicações pós-operatórias precoces nos grupos estudados (Tabela 4.7.).

Quadro 4.7

Características comparativas de complicações pós-operatórias precoces em pacientes dos grupos principal e de controlo

Complicações		Grupo principal (n=165)		Grupo de controlo (n=67)		p	χ^2
		Qtd.	%	Qtd.	%		
Específico	Falha na anastomose	14	8,4	24	35,8	<0,001	25,996
	Falha de membros residuais da fístula	-	-	1	1,5	>0,05	2,473
	Recanalização da fístula traqueo-esofágica	-	-	1	1,5	>0,05	2,473
Cirurgia geral	Fístula Broncopleural	1	0,6	-	-	>0,05	0,407
	Pneumotórax, pyopneumotórax.	2	1,2	-	-	>0,05	0, 819
	Perfuração gástrica, peritonite	1	0,6	2	3,0	>0,05	8,629
	Trombose mesentérica	1	0,6	-	-	>0,05	0,407
	Chylothorax	1	0,6	-	-	>0,05	0,407
	Hydrothorax	-	-	2	3,0	<0,05	4,968
Total		20	12,1	30	44,8	<0,05	15.507

Como podemos ver na tabela, no grupo principal no período pós-operatório as complicações cirúrgicas desenvolveram-se em 12,1% dos casos; e no grupo de controlo - em 44,8% dos casos. Houve 14 (8,4%) complicações específicas no grupo principal, e 27 (40,3%) no grupo de controlo; 6 (3,6%) complicações cirúrgicas gerais no grupo principal, e 3 (4,5%) no grupo de controlo.

A análise comparativa da natureza da falha da anastomose mostrou que no grupo de comparação a falha "grande" ocorreu em 2 (8,3%) neonatos; não ocorreu no grupo principal (Tabela 4.8).

Quadro 4.8

Características comparativas da falha da anastomose em doentes dos grupos principal e de controlo

	Grupo principal (n=14)		Grupo de comparação (n=24)		p	χ²
	Qtd.	%	Qtd.	%		
"Insolvência "grande	-	-	2	8,3	<0,026	4.968
"Pequena" insolvência	14	100	22	91,7	<0,001	21.554

*n- número de insolvências no grupo

Em "grandes" recém-nascidos HA do grupo de controlo foram realizadas retoracotomias. Uma criança foi submetida a uma dissecção de anastomose e foi aplicada uma gastrostomia; outra criança foi submetida a uma reanastomose. No entanto, estes pacientes morreram apesar das intervenções cirúrgicas realizadas. 22 (91,7%) pacientes com HA "pequeno" foram tratados de forma conservadora. Em 8 (33,7%) neonatos, como resultado de um tratamento conservador, a cura da anastomose ocorreu em 26 - 49 dias de pós-operatório. Em 14 (63,6%) crianças com HA "pequena" morreram no período pós-operatório. Assim, um total de 16 (66,7%) crianças com AH morreram no grupo de controlo, apesar do tratamento cirúrgico e conservador.

A tabela 4.9 mostra que não foi observada nenhuma HA "grande" entre os pacientes do grupo principal. Todas (14) as crianças com HA "pequenas" foram tratadas de forma conservadora, das quais 5 (35,7%) morreram.

Assim, a mortalidade em HA diminuiu de 66,7% (no grupo de controlo) para 35,7% (no grupo principal).

Na nossa opinião, a redução da mortalidade após a HA deve-se a uma diminuição do curso agudo da mediastinite, à intoxicação endógena desenvolvida e à síndrome de falência de múltiplos órgãos. A ejecção do conteúdo gástrico na zona de anastomose e mediastino no período pós-operatório precoce é uma das principais razões da mediastinite aguda e do desenvolvimento de intoxicação endógena. A aplicação da técnica de sonda gástrica pelo cateter de Foley em crianças do grupo principal permitiu evitar a ejecção do conteúdo gástrico no mediastino, o que limitou a sua acção agressiva sobre as funções dos órgãos envolvidos no processo patológico. É de salientar que as crianças do grupo principal não desenvolveram outras complicações específicas.

Complicações específicas tais como falha do membro residual da fístula (1,5%), recanalização da fístula traqueo-esofágica (1,5%) ocorreram no grupo de comparação em casos isolados. A falha do membro residual da fístula e a recanalização da CEC foram precedidas por falha da anastomose e mediastinite purulenta como a causa destas complicações. Apesar do tratamento conservador e das repetidas intervenções cirúrgicas, estas crianças morreram no período pós-operatório precoce devido a falência múltipla de órgãos, num contexto de mediastinite e complicações sépticas.

A análise comparativa das complicações cirúrgicas gerais mostrou que no grupo principal se desenvolveram em 3,6% das crianças contra 4,5% no grupo de controlo. Estas complicações desenvolveram-se no contexto de patologias somáticas graves; as principais foram a broncopneumonia aspirativa e a síndrome DIC.

4.4.2.Análise comparativa da mortalidade pós-operatória

Um total de 99 crianças de 232 recém-nascidos operados com atresia esofágica morreram entre 2 e 81 dias após a intervenção cirúrgica no RIC de 2006 a 2016. A análise da mortalidade pós-operatória por anos indica uma diminuição da sua frequência em 5,5 vezes em comparação com o período inicial de tratamento de crianças com atresia esofágica (Fig. 4.14.).

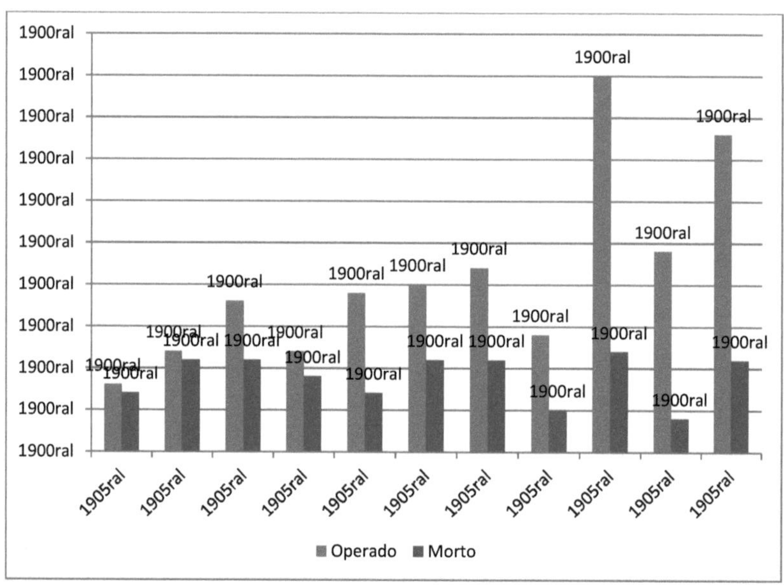

Fig.4.14. Mortalidade pós-operatória em 2006-2016.

A análise da mortalidade por grupo de comparação mostra que foi 67,2% no grupo de controlo e 32,7% no grupo principal. Assim, a mortalidade entre as crianças do grupo principal é 2,1 vezes inferior à do grupo de controlo (Fig. 4.15.).

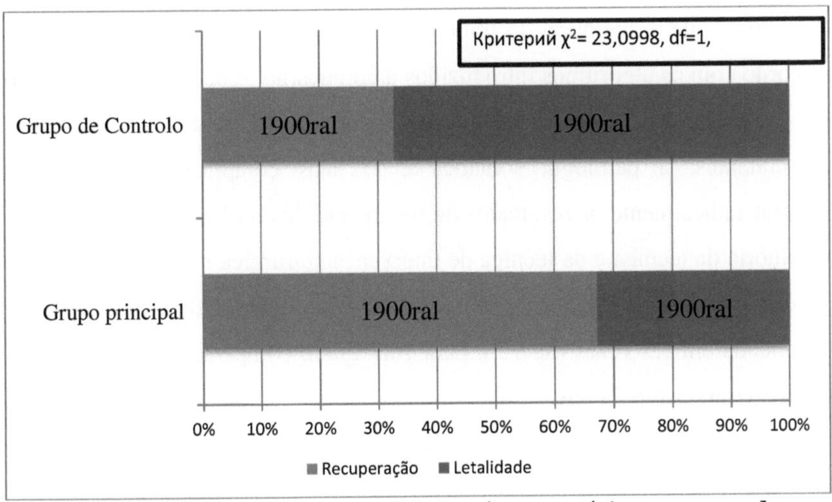

Fig.4.15. Frequência da mortalidade pós-operatória por grupo de comparação

Além disso, a análise das causas de mortalidade pós-operatória nos grupos de estudo mostra que a mortalidade por complicações cirúrgicas diminuiu significativamente em 1,8 vezes, ou seja, de 40% (18/45) no grupo de comparação para 22,2% (12/54) no grupo principal (Fig.4.16).

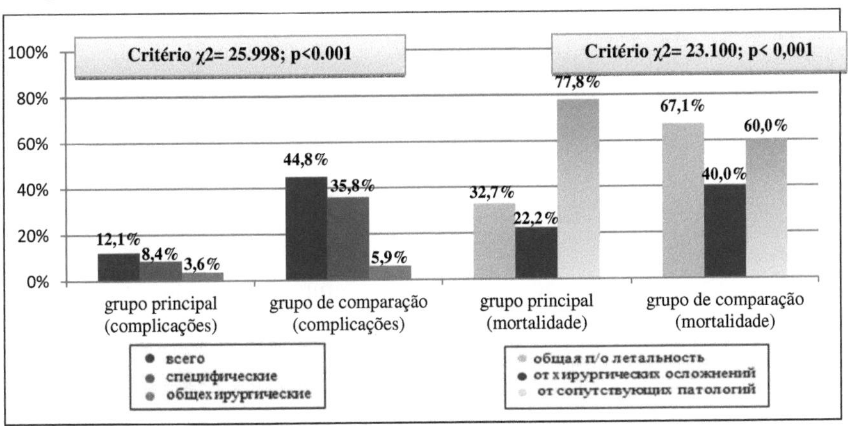

Fig.4.16. Causas de complicações pós-operatórias e mortalidade em grupos de comparação

Acreditamos que a melhoria do tratamento conservador dos pacientes com SA de acordo com os algoritmos introduzidos na prática no 3º período, a preparação pré-operatória adequada e a gestão pós-operatória dos pacientes com anomalias concomitantes, a patologia somática e as suas complicações permitiram melhorar radicalmente os resultados do tratamento dos recém-nascidos com SA. A melhoria da técnica e da técnica de intervenção cirúrgica na 3ª fase melhorou acentuadamente a qualidade, permitiu durante todo o período de estudo reduzir a mortalidade em 5,5 vezes (de 92% para 16,7%) em comparação com o período inicial do tratamento da CA.

Devemos ter em mente que a resolução do problema cirúrgico subjacente não garante uma recuperação completa de um recém-nascido com AS. As patologias associadas complicam significativamente o seu tratamento. Quanto mais baixo for o peso dos pacientes, mais longa será a sua estadia na unidade de cuidados intensivos neonatais e no hospital em geral. Isto é confirmado pela demonstração da duração da hospitalização dos pacientes no RIC (Fig. 4.17.)

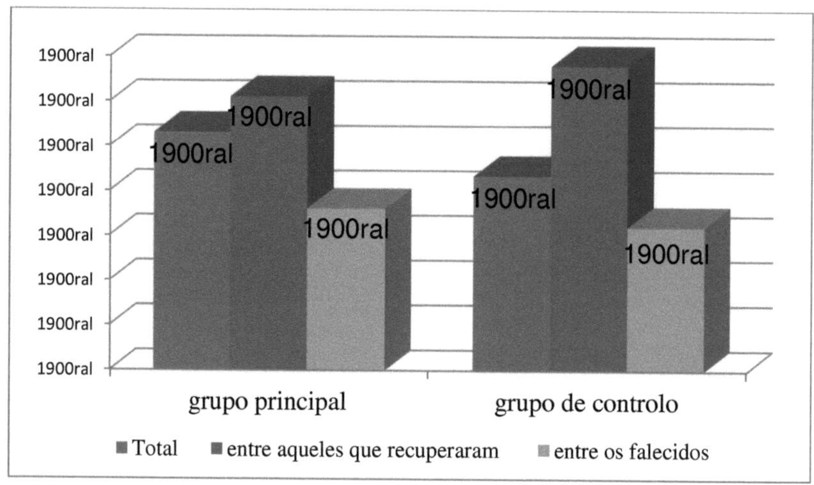

Fig.4.17. Duração média da estadia hospitalar (dias)

É de notar que o estudo não avalia a relação custo-eficácia das técnicas cirúrgicas comparadas. Porque o custo do tratamento de crianças com este defeito é determinado pelo custo total das tecnologias de enfermagem em unidades de cuidados intensivos. É impossível avaliar a relação custo-eficácia do método proposto de tratamento cirúrgico de crianças com AS, uma vez que a duração da sua estadia hospitalar foi sobretudo determinada pelos custos de eliminação de patologias concomitantes (pneumonia aspirativa, síndrome DIC, sepse bacteriana, NEC, hemorragia intraventricular, defeitos cardíacos congénitos, renais e cerebrais).

4.4.3 Análise comparativa dos resultados do tratamento a longo prazo

Um total de 99 (42,7%) neonatos foram descarregados após anastomose esofágica durante todo o período do estudo. Entre eles, 22 (22,2%) no grupo de comparação e 77 (77,8%) no grupo principal.

Foram estudados resultados a longo prazo do tratamento cirúrgico do AS de 2 a 6 meses em 72 (72,7%) pacientes. Do grupo de comparação 59% (13/22), do grupo principal 76,6% (59/77) de crianças.

Entre as complicações pós-operatórias tardias após a esofago-esofagoanastomose, a estenose da zona de anastomose de graus variáveis foi mais frequentemente revelada em 31 (43%) crianças, a qual foi diagnosticada por exame de contraste de raios X (Fig. 4.18).

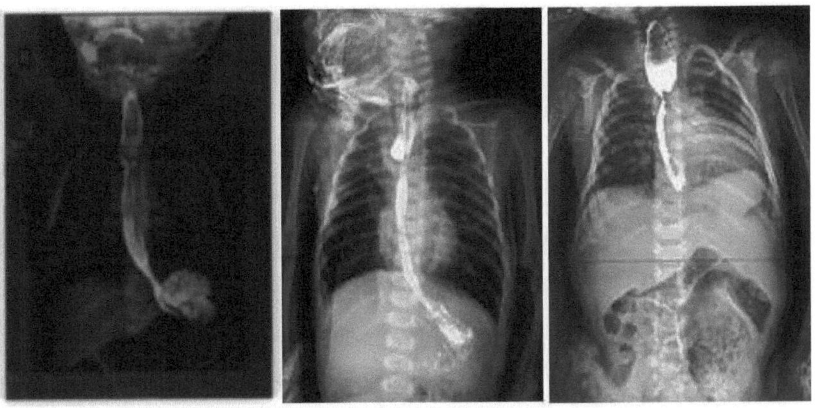

Fig. 4.18. Radiografias de pacientes com estenose esofágica pós-operatória de vários graus de estreitamento

Além disso, das 31 crianças com estenose esofágica pós-operatória, 14 (45,2%) foram admitidas no departamento de cirurgia torácica do Hospital Clínico Municipal №2 de Tashkent, a base clínica do Departamento de Cirurgia Pediátrica e Oncologia Pediátrica do Hospital. 17 (54,8%) crianças receberam tratamento hospitalar em outras clínicas cirúrgicas em Tashkent.

Uma análise comparativa das estenoses e intervenções esofágicas pós-operatórias realizadas é apresentada na Tabela 4.9.

Quadro 4.9

Caracterização comparativa de estenoses de anastomose em crianças operadas por atresia esofágica

	Total descarregado (n=99)			
	Do grupo central (n=77)		A partir do grupo de comparação (n=22)	
	abs.	%	abs.	%
Total observado	59	77%	13	59%
Estenose de anastomose, dos quais:	26	44%	5	38,5%
Reanastomose esofágica	5	19%	2	40%
Bougère esofágico	21	81%	3	60%

Criterion χ2 = 0,712; p>0,05

Como se pode ver na tabela, o estreitamento pós-operatório da zona de anastomose entre crianças do grupo de estudo foi detectado em 44% dos casos contra 38,5% no grupo de comparação. A reanastomose esofágica foi realizada em 19% dos casos no grupo de estudo contra 40% no grupo de comparação, e a cirurgia esofágica foi realizada em 81% e 60% dos casos, respectivamente, nos grupos de estudo e comparação. No entanto, estes dados foram estatisticamente insignificantes, uma vez que um total de 77% das crianças do grupo de estudo e 59% do grupo de comparação foram seguidos.

Resumo do capítulo

A análise dos resultados do tratamento cirúrgico dos recém-nascidos com atresia esofágica permite concluir que a introdução do novo método de correcção cirúrgica contribui para a diminuição das complicações pós-operatórias precoces e da letalidade pós-operatória.

O diagnóstico atempado, a preparação pré-operatória adequada e a gestão pós-operatória dos recém-nascidos com SA, tendo em conta as anomalias concomitantes, as patologias somáticas e as suas complicações, podem não só melhorar o período pós-operatório, mas também reduzir a mortalidade.

O estudo confirma que o método de cirurgia proposto é mais eficaz do que as técnicas tradicionais de anastomose esofágica em termos de prevenção de complicações pós-operatórias tão precoces como a incompetência da anastomose, RGE e mediastinite.

O desenvolvimento e introdução de novos métodos de tratamento, melhoria dos métodos tradicionais de correcção cirúrgica da malformação permitiu diminuir a taxa de letalidade entre os recém-nascidos com atresia esofágica de 92% para 16,7%.

CONCLUSÃO

A análise de dados da literatura sobre aspectos modernos da embriogénese, epidemiologia e diagnóstico de AS mostra que a discussão de critérios para o diagnóstico pré-natal de AS fetal é extremamente importante; o diagnóstico pré-natal precoce e pós-natal, a avaliação adequada da gravidade das crianças com AS em diferentes fases do tratamento tendo em conta anomalias combinadas, patologias somáticas comórbidas e complicações não é apenas teórica, mas também prática e requer o desenvolvimento de novas posições metodológicas. No entanto, apesar dos sucessos alcançados no tratamento da atresia esofágica devido à melhoria das tecnologias médicas, avanços em neonatologia, cirurgia pediátrica, cuidados intensivos e anestesiologia de recém-nascidos, a elevada incidência de complicações pós-operatórias exige a melhoria dos métodos de correcção cirúrgica desta malformação.

Uma abordagem complexa do diagnóstico e tratamento pré e pós-natal da atresia esofágica em recém-nascidos permitiria fazer um quadro completo do quadro clínico e das peculiaridades da patogénese no período pré, intra e pós-operatório; possíveis complicações cirúrgicas e melhorar os resultados desta correcção da malformação.

Este estudo científico é o resultado de muitos anos de trabalho do Centro Republicano de Formação e Metodologia em Cirurgia Neonatal no ROC, a base clínica do Departamento de Cirurgia Pediátrica Hospitalar e Oncologia Pediátrica da Universidade Estadual de Medicina de Tashkent no campo da cirurgia da atresia esofágica em recém-nascidos. Muitas intervenções cirúrgicas realizadas no âmbito deste estudo foram realizadas pela primeira vez na República do Uzbequistão. A experiência acumulada permitiu criar a maior base de pacientes da república, que foram submetidos à correcção cirúrgica do AS durante o período de neonatalidade.

O objectivo do estudo era melhorar os resultados do tratamento da atresia esofágica em recém-nascidos, optimizando o diagnóstico pré e pós-natal e melhorando o método de correcção cirúrgica.

De acordo com o objectivo estabelecido, são definidas as seguintes tarefas:

estudar os resultados do diagnóstico pré e pós-natal, definir os factores de risco de atresia do esófago no período pré-natal e estabelecer o seu peso específico na estrutura de outras anomalias;

estabelecer erros diagnósticos e tácticos em maternidades e nas fases de transporte, para determinar o seu papel na thanatogénese de pacientes com atresia esofágica;

Desenvolver tácticas de tratamento óptimas para a atresia esofágica tendo em conta as malformações concomitantes e as patologias somáticas;

estudar num aspecto comparativo o método tradicional e proposto de correcção cirúrgica da atresia esofágica em recém-nascidos.

O presente estudo baseia-se na análise dos resultados do diagnóstico e tratamento cirúrgico de 300 recém-nascidos com atresia esofágica que foram hospitalizados no RIC em 2006 - 2016.

A análise foi realizada em todos (n=300) os recém-nascidos admitidos com o diagnóstico de atresia esofágica entre 2006 e 2016, com base na avaliação da saúde materna, do seu estado social, obstétrico e somático, do curso de uma dada gravidez e parto, dos dados dos exames de rastreio pré-natal, dos factores fetal-maternal, e da idade materna. Ao mesmo tempo, foram analisados os dados da história clínica e médica do recém-nascido, as tácticas de gestão nas maternidades e durante o transporte, os resultados do exame instrumental pós-natal para detectar atresia esofágica, patologias somáticas concomitantes, e várias complicações associadas às mesmas.

A análise revelou que no primeiro dia de vida apenas 35% dos recém-nascidos foram hospitalizados, 65% das crianças foram admitidas no segundo dia e mais tarde, o que indica deficiências na detecção precoce de SA nas maternidades.

Dos 300 recém-nascidos, 24 (8%) nasceram no RIC, 276 (92%) foram admitidos de outras instituições. Em 19 (6,3%) casos, o diagnóstico foi feito antenatalmente com base na tríade de sinais: poliscosidade, ausência de visualização do estômago fetal, e dilatação do segmento esofágico proximal.

Os factores de risco que afectam a gestação precoce foram identificados a partir do historial médico das mulheres. Os factores patogénicos mais frequentes foram: ameaça de interrupção da gravidez no início da gestação em 68% dos casos; infecção respiratória viral aguda em 45%; infecção TORCH em 37%; anemia em 42,7%; e patologia da tiróide em 10,3%. Além disso, em 41% e 39% das mulheres grávidas, uma das causas da atresia esofágica no feto eram os efeitos teratogénicos das drogas e os factores ambientais adversos, respectivamente.

Uma análise dos dados clínicos e anamnésticos mostrou que mais de metade (69,1%) dos neonatos foram encaminhados de hospitais de Nível I e de Nível II, e 19,4% dos pacientes foram transferidos de hospitais de Nível III, o que confirma a baixa cobertura das mulheres grávidas através de exames de rastreio nas regiões e a má escolha dos locais de parto.

O diagnóstico pós-natal atempado, a avaliação da gravidade da condição, a estabilização primária do recém-nascido na fase da maternidade e o transporte seguro são importantes para o prognóstico favorável das pacientes com AS. 106 (35%) recém-nascidos foram diagnosticados após a alimentação, e isto apesar do facto de 24 (23%) deles terem tido suspeitas pré-natais de AP. A análise mostrou que apenas 24 (8%) doentes foram diagnosticados com AP de forma atempada e adequadamente preparados nas maternidades antes do transporte. 175 (58,3%) recém-nascidos foram inadequadamente estabilizados na maternidade, e 101 (33,7%) crianças não receberam de todo estas medidas.

211 (70,3%) recém-nascidos não receberam a terapia intensiva necessária durante o transporte, o que resultou na desestabilização da homeostase, oxigenação e manifestações da síndrome da resposta inflamatória sistémica. 161 (54%) bebés foram transportados sem tubo esofágico e sem aspiração de saliva da orofaringe, o que resultou em insuficiência respiratória de gravidade variável. 55 (18%) recém-nascidos foram admitidos com DN de grau III, o que exigiu a sua transferência para ventilação artificial. Entre os nossos 5 (1,7%) neonatos foram admitidos com perfuração gástrica, aos quais foi dada ventilação ventilatória antes e/ou durante o transporte. 22 (7,3%) recém-nascidos foram admitidos em hipotermia (<36.0∘C) devido a hipotermia durante o transporte; 27 (9%) foram admitidos em hipertermia (>37.5∘C) relacionados com a presença de IUI, patologias associadas e complicações devidas a diagnóstico tardio e gestão inadequada de recém-nascidos com AS.

Assim, 93% dos recém-nascidos foram admitidos num estado muito grave, 2,7% num estado extremamente grave. Isto deveu-se a omissões de testes de rastreio, tácticas obstétricas inadequadas, diagnóstico tardio e transferência para um hospital especializado após o nascimento, e tácticas de gestão inadequadas.

Considerando a grande importância do período pré-natal e das tácticas obstétricas e as peculiaridades da organização da transferência interhospitalar, desenvolvemos um algoritmo para diagnóstico pré-natal e gestão obstétrica em AS fetal e um algoritmo para diagnóstico pós-natal e tácticas de gestão para recém-nascidos com AS.

As abordagens metodológicas e tácticas para o diagnóstico e tratamento cirúrgico de pacientes com AS mudaram ao longo do período de estudo. Portanto, dividimos todo o material clínico em dois grupos.

O grupo de comparação incluiu 69 crianças com AS que foram tratadas em 2006-2009. Num esforço para melhorar os resultados do tratamento, analisámos os resultados do diagnóstico e do tratamento nos recém-nascidos do primeiro grupo. Os dados obtidos permitiram-nos alterar as abordagens ao diagnóstico e tratamento dos pacientes com SA.

O grupo básico incluiu 231 recém-nascidos tratados em 2010-2016, nos quais foram aplicadas as abordagens metodológicas e tácticas desenvolvidas (algoritmos de diagnóstico pré e pós-natal e tácticas de gestão de pacientes com AS, "Método de tratamento cirúrgico da atresia esofágica" patente de invenção da República do Uzbequistão, № IAP 05092); os resultados do tratamento mudaram significativamente em conformidade.

No grupo de controlo, a anastomose esofágica primária foi realizada em 67 (97%) recém-nascidos. A anastomose foi realizada por métodos tradicionais, ou seja, suturas nodais de uma linha. No grupo principal, 165 (71%) neonatos foram operados utilizando o método modificado.

A mortalidade pós-operatória no primeiro grupo foi de 67,1% (45/67). A análise mostrou que as causas de complicações sépticas e hemorrágicas (falha da anastomose, mediastinite) dominavam na estrutura da letalidade. As complicações pós-operatórias precoces desenvolveram-se em 30 (44,8%) dos 67 pacientes. A complicação mais frequente foi a inconsistência da anastomose esofágica - 35,8% (24/67). Dos 24 neonatos com incompetência para anastomose, 16 (66,7%) morreram apesar do tratamento cirúrgico e conservador.

As complicações pós-operatórias desenvolveram-se em 12,1% dos casos no grupo de estudo. Houve 14 (8,4%) complicações específicas no grupo principal, em comparação com 27 (40,3%) no grupo de controlo, e 6 (3,6%) complicações cirúrgicas gerais no grupo principal, no grupo de controlo - 3 (4,5%). HA no grupo de controlo foi observado em 35,8% dos casos, no grupo principal - em 8,4%.

A análise comparativa da natureza do HA mostrou que no grupo de controlo "grande" inconsistência (divergência completa das suturas de anastomose) ocorreu em 8,3% dos casos, não ocorreu no grupo principal. "A inconsistência menor no grupo de controlo foi de 91,7%, no grupo principal - 100%. No grupo de controlo 16 (66,7%) crianças morreram como resultado de HA, no grupo principal - 5 (35,7%).

Assim, a análise da letalidade pós-operatória nos grupos de comparação mostrou que a taxa de letalidade no grupo principal foi de 32,7%, em comparação com 67,2% no grupo de controlo, ou seja, a taxa de letalidade no grupo principal foi 2,1 vezes inferior à do grupo de controlo. Além disso, a análise das causas de letalidade pós-operatória nos grupos de estudo mostrou que a letalidade das complicações cirúrgicas diminuiu significativamente em 1,8 vezes, ou seja, de 40% (18/45) no grupo de comparação para 22,2% (12/54) no grupo principal.

CONCLUSÕES

1.   A sensibilidade da ultra-sonografia pré-natal para a atresia esofágica fetal é de 6,3%. Os principais sinais ecográficos da atresia esofágica no período pré-natal são: abundância, falta de visualização do estômago ou microgástrico, e dilatação da extremidade proximal do esófago no feto. Destes, os polidrâmnios são o sinal pré-natal mais significativo e facilmente identificável que requer uma avaliação pós-natal obrigatória do recém-nascido por anomalia esofágica.

2.   O desenvolvimento da atresia esofágica no feto foi associado em 68% dos casos com interrupção precoce da gravidez, em 45% - com infecção respiratória viral aguda, em 37% - com infecção por TORCH, em 42,7% - com anemia, em 10,3% dos casos com patologia da tiróide, em 41% - com efeitos teratogénicos dos fármacos e em 39% das mulheres grávidas com a influência de factores ambientais adversos.

3.   Os erros tácticos e de diagnóstico mais frequentes são cometidos em instituições de maternidade e nas fases de encaminhamento de recém-nascidos com atresia esofágica. Em 93% dos casos, estes pacientes são admitidos num departamento cirúrgico especializado em estado grave devido a um diagnóstico tardio. Apenas 35% das crianças são diagnosticadas no primeiro dia de vida, enquanto 65% dos doentes - no segundo dia e mais tarde. Ao mesmo tempo, em 100% dos casos foram verificados os fenómenos de pneumonia por aspiração.

4.   A proporção de atresia esofágica entre outras malformações no nosso país é de 10,6%, com 63,3% dos casos a apresentarem múltiplas malformações. Na maioria das vezes (46%), a atresia esofágica é combinada com malformações cardiovasculares e gastrointestinais (20,5%). Factores agravantes como a hipotermia, hipovolemia, hipovolemia, hipoglicémia, desenvolvimento nas fases de transporte das maternidades são os principais factores desencadeantes da

síndrome de falência de múltiplos órgãos e em 12,4% dos casos são as causas de letalidade no período pré-operatório.

5.   As tácticas de tratamento propostas, incluindo a avaliação da gravidade e do tipo de CA, bem como as malformações concomitantes e o estado somatoneurológico, a optimização das fases de preparação pré-operatória com correcção da disfunção dos órgãos vitais, juntamente com a melhoria dos aspectos cirúrgicos da esofagoplastia, permitiram diminuir a letalidade de 67,1% no grupo de comparação para 32,7% no grupo principal.

6.   O método concebido de correcção cirúrgica da atresia esofágica em recém-nascidos em comparação com o tradicional permitiu diminuir a taxa de complicações pós-operatórias específicas, em particular, a incompetência da anastomose e a mediastinite de 35,8% para 8,4%.

ORIENTAÇÃO PRÁTICA

1. A ultra-sonografia pré-natal em dinâmica, tendo em conta os factores de risco identificados para o AS fetal, permite uma pesquisa gestacional mais precoce para este defeito e assim melhorar o diagnóstico pré-natal do AS;

2. A utilização de algoritmos de diagnóstico antepartum e pós-natal e tácticas de gestão para recém-nascidos com AS desenvolvidos na clínica permite a detecção deste defeito nas primeiras horas de vida da criança, ajuda a reduzir as complicações associadas à detecção tardia, permite escolher as tácticas terapêuticas óptimas e melhorar os resultados do tratamento cirúrgico.

3. O método de correcção cirúrgica da CA em recém-nascidos desenvolvido na clínica evita a ejecção do conteúdo gástrico na área das suturas, proporciona uma estanqueidade fiável da anastomose e reduz a incidência da sua falha.

4. A utilização do método acima descrito de tratamento cirúrgico do SA em recém-nascidos permite reduzir a mortalidade pós-operatória em 2,1 vezes em comparação com o método tradicional.

LISTA DE REFERÊNCIAS

1. Kozlov Y. A., Nemilova T. K., Karavaeva S. A., Podkamenev V. V., et al. História do tratamento da atresia esofágica // Bulletin of Surgery.- 2016 . T. 175, № 2. C. 115-120.

2. Deurloo, J. A., atresia esofágica: história, tratamento, e resultados a longo prazo. Tese, Universidade de Amesterdão, Países Baixos, 2005; p.170

3. Spitz L. Atresia esofágica. Lições que aprendi numa experiência de 40 anos. Journal of Pediatric Surgery 2006;41:1635- 1640

4. Kozlov Yu.A., Podkamenev V.V., Novozhilov V.A. Atresia do esófago. - Moscovo: "Geotar-Media", 2015.- 345 p.

5. Emelyanova V.A., Akselrov A.M., Obstrução esofágica congénita. Aspectos históricos da resolução de problemas (revisão bibliográfica)// Ciência Médica e Educação dos Urais. - – 2018. №1. C.170-175.

6. Isakova Y.F., Volodina N.N., Geraskina A.V. Cirurgia neonatal. - Moscovo: Dinastia, 2011. 687c.

7. Puri P. Cirurgia do Recém-Nascido. 4ª ed. por Taylor & Francis Group, LLC. International Standard Book Number-13: 978-1-4822-4770-1. 2018. - – P. 1270

8. Barashnev Y.I. Diagnóstico e tratamento de doenças congénitas e hereditárias em crianças (Guia de genética clínica). / Yu.I. Barashnev, V.A. Bakharev, P.V. Novikov. - Moscovo: Tríade-X, 2004. - – 560 c.

9. Que J., Choi M., Ziel J. W. et al. Morfogénese da traqueia e do esófago: jogadores actuais e novos papéis para noggin e Bmps. Differentiation 2006, 74:422-437.

10. Korochkin, L.I. Biologia do desenvolvimento individual / L.I. Korochkin - M.: Editora da Universidade Estatal de Moscovo, 2002. - – 264 c

11. Felix J. F., van Dooren M. F., Klaassens M. et al. Factores ambientais na etiologia da atresia esofágica e da hérnia diafragmática congénita: resultados de

um estudo de caso-controlo. Defeitos de Nascimento Res A Clin Mol Teratol 2008, p:98-105.

12. J. Orford, P.Manglick, D.T. Cass et al. Mecanismos para o desenvolvimento da atresia esofágica / // J. Pediatr. Surg. - 2001. - Vol. 36, N 7. - P. 985-994.

13. Felix J. F., Keijzer R., van Dooren M. F. et al. Genetics and developmental biology of esophageal atresia and tracheo-oesophageal fistula: lessons from mice relevant for pediatric surgeryons. Pediatr Surg Int 2004, 20:731-736.

14. Ioannides A. S., Copp A. J. Embriologia da atresia esofágica. Seminários em Cirurgia Pediátrica.-2009. 18(1), 2-11. https://doi.org/10.1053/j.sempedsurg.2008.10.002

15. De Jong E., Felix J., de Klein A., Tibboel D. Etiologia da atresia esofágica e fístula traqueo-esofágica: "mind the gap" // Curr Gastroenterol Rep 2010; 12: 215-222.

16. Felix J. F., Tibboel D., de Klein A. Anomalias cromossómicas na etiologia da atresia esofágica e da fístula traqueo-esofágica. Eur J Med Genet 2007, 50: p. 163–175.

17. Sfeir R, Michaud L, Salleron J, Gottrand F. Epidemiologia da atresia do esófago // Doenças do esôfago.- 2013; Vol. 26 (4), pp. 354-5.

18. Y. El-Gohary, G. K. Gittes, J. A. Tovar, Anomalias congénitas do esófago. Seminários em Cirurgia Pediátrica.-2010. (19), 186–193.

19. McMullen K. P., Karnes P. S., Moir C. R., Michels V. V. Recidiva familiar da fístula traqueo-esofágica e malformações associadas. Am J Med Genet 1996, 63:525-528.

20. Stoll C., Alembik Y., Dott B., Roth M. P. Associou malformações em doentes com atresia esofágica. Eur J Med Genet 2009, 52:287-290.

21. Kozlov Yu.A., Novozhilov V.A., Rasputin A.A. Atresia do esófago e doenças genéticas - opinião de um cirurgião pediátrico // boletim russo de

cirurgia pediátrica, anestesiologia e cuidados intensivos. 2017. T. 7. № 1. C. 70-81

22. Marcelis C. L., Hol F. A., Graham G. E. et al. Correlações genótipo-fenótipo na síndrome de Feingold relacionada com MYCN. // Hum Mutat 2008, 29:1125-1132.

23. Johnston J. J., Olivos-Glander I., Killoran C. et al. Análises moleculares e clínicas das síndromes Greig cefalopolysyndactyly e Pallister- Hall: previsão fenotípica robusta a partir do tipo e posição das mutações GLI3. // American Journal of Human Genetics.- 2005, 76: 609-622.

24. La Placa S., Guiffre M., Gangemi A. et al. Atresia esofágica em recém-nascidos: um largo espectro desde a forma isolada até um fenótipo VACTERL completo. Italiano J Ped 2013; 39-45.

25. Genevieve D., de Pontual L., Amiel J. et al. Uma visão geral da atresia isolada e sindrómica do esófago. Clin Genet 2007, 71:392-399.

26. Pedersen RN, Calzolari E, Husby S, Garne E; Grupo de Trabalho EUROCAT. Atresia esofágica: prevalência, diagnóstico pré-natal e anomalias associadas em 23 regiões europeias// Arch Dis Child. -2012.- 97(3): 227-32. https://doi: 10.1136/archdischild-2011-300597

27. Vydrych Y.V., Demikova N.S., Filyushkin Y.N., Mashkov A.E., Kalinenkova S.G., Asanov A.Y. Características epidemiológicas e clínicas e genéticas da atresia esofágica (revisão da literatura) // Neonatologia: notícias, opiniões, formação. 2015. № 4 (10). C. 60-67.

28. Chepurnoy G.I., Chepurnoy M.G. et al. Atresia esofágica com fístula traqueo-esofágica inferior e aplasia gástrica // Cirurgia Pediátrica. - – M. , 2011. - №3. - C. 53.

29. A. A. Abdul Haium, S. W. Sim, L. Y. Ong, V. S. Rajadurai. Hérnia diafragmática congénita associada à atresia esofágica e fístula traqueo-esofágica numa criança de baixo peso ao nascer // BMJ Case Rep.- 2013.- Ago 20;2013. pii: bcr2013200014. doi: 10.1136/bcr-2013-200014.

30. Farquhar J, Carachi R, Raine PA. Gémeos com atresia esofágica e a associação CHARGE.// Eur J Pediatr Surg. 2002 Fev;12(1):56-58.

31. A.J.Holland, O.Ron, A.Pierro et.al. Resultados cirúrgicos da atresia esofágica sem fístula durante 24 anos numa única instituição // J. Pediatr. Surg.- 2009.- Vol.44, N 10.- P.1928-1932.

32. A.Zani, S.Eaton, M.E. Hoellwarth et.al. Inquérito internacional sobre a gestão da atresia esofágica // Eur. J. Pediatr. Surg.- 2014.- Vol.24, N 1.- P.3-8.

33. E.Nishi, S.Takamizawa, K.Iio, Y.Yamada et.al. Intervenção cirúrgica para atresia esofágica em doentes com trissomia 18. // Am. J. Med. Genet. A.- 2014.- Vol.164A, N 2.- P.324-330.

34. Gianantonio, E. D., Schaefer, C., Mastroiacovo, P. P., Cournot, M. P., Benedicenti, F., Reuvers, M., Clementi, M. (). Efeitos adversos da exposição pré-natal ao methimazol. Teratologia. - 2001- 64(5), 262-266. https://doi.org/10.1002/tera.1072

35. Houben, C. H., & Curry, J. I. Estado actual do diagnóstico pré-natal, gestão operativa e resultado da atresia esofágica/ fístula traqueo-esofágica. Diagnóstico pré-natal. (2008, Julho). https://doi.org/10.1002/pd.1938

36. Shulman A., Mazkereth R., Zalel Y. et al. Identificação pré-natal da atresia esofágica: o papel da ultra-sonografia na avaliação da anatomia funcional // Prenat. Diagnóstico. 2002. V. 8. P. 669–674.

37. J.P.Sulkowski, K.J.Deans, L.Asti et.al. Utilizando o Sistema de Informação de Saúde Pediátrica para estudar doenças cirúrgicas pediátricas congénitas raras: desenvolvimento de uma coorte de doentes com atresia esofágica. // J. Pediatr. Surg.- 2013.- Vol.48, N 9.- P.1850-5.

38. M.A. Jr.Escobar, M.K.Pickens, R.M.Holland, M.G.Caty. Atresia esofágica associada à estenose esofágica congénita // BMJ Case Rep.- 2013.- 20.-2013. pii: bcr2013009620. doi: 10.1136/bcr-2013-009620

39. Hertzberg B. S., Kliewer M. A., Bowie J. D. Exame ecográfico do sistema gastrointestinal fetal // Ecografia em Obstetrícia e Ginecologia. Teoria e prática.

6ª ed. Parte 1 / Edited by Fleisher A., Manning F., Genty F., Romero R. Per. from English. M: Izd. dom Vidar-M., 2005. C. 445–468.

40. Stygar A.M. Diagnóstico por ultra-sons da patologia dos órgãos do sistema digestivo fetal // Diagnóstico por imagem clínica. Vol. VI. Moscovo: Tríade-X, 2005. 72 c.

41. Haeusler M.C. et. al. Detecção ultra-sonográfica pré-natal de obstrução gastrointestinal: resultados de 18 registos europeus de anomalias congénitas // Prenat. Diagnóstico. 2002. V. 22(7). P. 616–623

42. Medvedev M.V., Sypchenko E.V., Guseva O.I. Gastrointestinal tract // Prenatal echography / Ed. por Medvedev M.V.: Real Time, 2005. C. 439–483.

43. Snijders R.J.M., Nicolaides K.H. Marcadores de ultra-sons para defeitos cromossómicos fetais. N.Y., L.: The Parthenon Publ. Gr., 1996

44. Guseva O.I. Diagnóstico ultra-sónico de malformações congénitas do tracto gastrointestinal: resumo do doutoramento do autor Nizhny Novgorod, 2006. 44 c.

45. Demidov V.N., Mashinets N.V. Possibilidades de ecografia no diagnóstico pré-natal da atresia esofágica // Diagnóstico pré-natal. 2011. T10 NO 4; P. 328–332

46. Garabedian C, Sfeir R, et. al. O diagnóstico pré-natal modifica a gestão neonatal e o resultado precoce de crianças com atresia esofágica tipo III? // J Gynecol Obstet Biol Reprod (Paris). 2015 Nov;44(9):848-54. doi:10.1016/j.jgyn.2014.12.004

47. Garabedian C, Vaast P, Verpillat P, Sfeir R, et. al. Diagnóstico pré-natal da atresia esofágica: Um caso de triplo rastreio negativo // J Gynecol Obstet Hum Reprod. 2018. pii: S2468-7847(18)30341-6. doi: 10.1016/j.jogoh.2018.10.012.

48. Spaggiari E, Faure G, Rousseau V, Sonigo P, Millischer-Bellaiche AE, Kermorvant-Duchemin E, Muller F, Czerkiewicz I, Ville Y, Salomon LJ. Execução do diagnóstico pré-natal na atresia esofágica // Diagnóstico pré-natal. 2015 Set;35(9):888-93. doi: 10.1002/pd.4630.

49. Vaast P, Bigot J et. al. Atresia esofágica: prevalência, diagnóstico pré-natal e prognóstico // J Gynecol Obstet Biol Reprod (Paris). 2014 Jun;43(6):424-30. doi: 10.1016/j.jgyn.2013.11.014

50. Mourali M, Essoussi-Chikhaoui J, Fatnassi A, El Fekih C, Ghorbel S, Ben Zineb N, Oueslati B. Diagnóstico pré-natal da atresia esofágica.// Tunis Med. 2011 Fev;89(2):213-4.

51. Solt I, Rotmensch S, Bronshtein M. O 'sinal de bolsa' esofágico: um achado transitório benigno. O Diagnóstico Prenat. 2010 Set;30(9):845-8. doi: 10.1002/pd.2568.

52. Garg MK. Relato de caso: Sinal da bolsa superior do pescoço no diagnóstico pré-natal da atresia esofágica. Imagem Radiol indiana J. 2009 Jul-Sep;19(3):252-4. doi: 10.4103/0971-3026.54875.

53. Tracy S, Buchmiller TL, Ben-Ishay O, Barnewolt CE, Connolly SA, Zurakowski D, Phelps A, Estroff JA. A Hipofaringe Fetal Distendida: Um Sinal Sensível e Novel para o Diagnóstico Pré-Natal da Atresia Esofágica. J Pediatr Surg. 2018 Jun;53(6):1137-1141. doi: 10.1016/j.jpedsurg.2018.02.073.

54. A.M.Coleman, A.C.Merrow, R.G.Elluru   et.al. Agenesia traqueal com fístulas traqueo-esofágicas: diagnóstico de ressonância magnética fetal com confirmação por ultra-sons durante um parto ex utero intraparto (EXIT) e ressonância magnética pós-entrega. // Pediatria. Radiol.- 2013.- Vol.43, N 10.- P.1385-90.

55. Ethun C. G., Fallon S. C., Cassady C. I., Mehollin-Ray A. R., Olutoye O. O. O., Zamora I. J. Cass D. L. A ressonância magnética fetal melhora a precisão diagnóstica em pacientes encaminhados para um centro fetal por suspeita de atresia esofágica // In Journal of Pediatric Surgery. - 2014.- Vol. 49, pp. 712-715. https://doi.org/10.1016/j.jpedsurg.2014.02.053

56. Garge S., Rao K.L., Bawa M. O papel do TAC pré-operatório em pacientes com fístula traqueo-esofágica: uma revisão.// J. Pediatr. Surg.- 2013.- Vol.48, N 9.- P.1966-71.

57. S.Li, P.Su, S.Feng   et.al. Investigação preliminar do diagnóstico da atresia esofágica congénita neonatal usando ultra-sons de alta resolução: um relatório de três casos. // J. Pediatr. Surg.- 2013.- Col.48, N 4.- P.713-5.

58. Hochart V, Verpillat P, Langlois C, et al. A contribuição da imagem da RM fetal para a avaliação da atresia do esófago. Eur Radiol. 2015;25(2):306–314. [PubMed].

59. Salomon LJ, Sonigo P, Ou P, Ville Y, Brunelle F. Imagem de ressonância magnética fetal em tempo real para a visualização dinâmica da bolsa em atresia esofágica. Ultrasound Obstet Gynecol. 2009;34(4):471-474.[PubMed]

60. Fallon SC, Ethun CG, Olutoye OO, et al. Comparando características e resultados em bebés com o diagnóstico pré e pós-natal da atresia esofágica. J Surg Res. 2014;190(1):242-245.

61. Decreto do Presidente da República do Uzbequistão "Sobre o programa estatal para a detecção precoce de doenças congénitas e hereditárias em crianças para o período 2018 - 2022" № PP-3440 de 25 de Dezembro de 2017. lex.uz/docs/3471753

62. Tröbs R.B., Becker J.C. Apresentação extra-hospitalar de emergência da atresia esofágica neonatal com fístula traqueo-esofágica.// Klin. Padiatr.- 2014.- Vol.226, N 1.- P.47-8.

63. R.Niramis, P.Tangkhabuanbut, M.Anuntkosol et.al. Resultados clínicos da atresia esofágica: comparação entre as classificações de Waterston e Spitz // Ann Acad. Med. Singapura.- 2013.- Vol.42, N 6.- P.297-300.

64. Parolini F, Bulotta AL, Battaglia S, Alberti D. Gestão pré-operatória de crianças com atresia esofágica: perspectivas actuais. Medicação Pediátrica de Saúde Ther. 2017 Jan 18;8:1-7. doi:10.2147/PHMT.S106643.

65. Zani A, Eaton S, Hoellwarth ME, et al. Inquérito internacional sobre a gestão da atresia esofágica. Eur J Pediatr Surg. 2013;24(1):3-9. [PubMed].

66. Syzdykbaev M. K., Tumarbaev I. T., Salambaev R. Ch. et al. Problemas de diagnóstico e cuidado de recém-nascidos com atresia esofágica // Ciência e saúde pública. - – 2013. - №1. - – C. 20-22.

67. Kumar M, Thomas N. As aparências são enganadoras - a passagem de uma sonda nasogástrica nem sempre exclui a atresia esofágica. J Clin Diagnóstico Res. 2016;10(4):SD01-SD02. [PubMed].

68. Kuti K, Patel R, Chapman S, Jawaheer G. Uma rara armadilha no diagnóstico da atresia esofágica. Pediatr Radiol. 2013;43(8):902–04. [PubMed].

69. AC, Erdoan E. Uma causa infrequente de diagnóstico incorrecto na atresia esofágica. J Pediatr Surg. 2003;38(9):1389. [PubMed].

70. F.Parolini, A.Morandi, F.Macchini et al. Atresia esofágica com fístula traqueo-esofágica proximal: um diagnóstico falhado. // J. Pediatra. Surg.- 2013.- Vol.48, N 6.- p.13-17.

71. Erbolatov N.K. Atresia do esófago. O olhar moderno sobre o problema // Pediatria e cirurgia pediátrica. - Almaty, 2008. - №3. - – C. 38-41.

72. Manual sobre Pediatria / editado por A.A. Baranov, B.S. Kaganov, R.R. Shilyaev. - – T: Doenças congénitas e hereditárias / M.: Dynasty, 2007. - – 544 c.

73. Kozhevnikov V.A., Zavyalov A.E., Meshkov M.V. et al. Aspectos fisiopatológicos e clínicos da síndrome da resposta inflamatória sistémica em doentes com atresia esofágica // Cirurgia pediátrica. 2008.

74. T Duke, O Oa, D Mokela, G Oswyn, I Hwaihwanje, J Hawap. A gestão de bebés doentes em centros de saúde primários num país em desenvolvimento rural // Arch Dis Child. 2005 Fev; 90(2): 200-205. doi: 10.1136/adc.2003.047951

75. G Tamburlini, T Duke. Melhorar a qualidade dos cuidados pediátricos nos hospitais periféricos nos países em desenvolvimento // Arch Dis Child. 2003 Jul; 88(7): 563-565. doi: 10.1136/adc.88.7.563

76. Aleksandrovich Y.S., Pshenisnov K.V., Cherevatenko R.I., Kopylov V.V., Andreev V.V., Parshin E.V. Características dos cuidados de reanimação infantil no transporte interhospitalar // Colecção: Anestesiologia pediátrica e cuidados intensivos Second Michelson Readings. 2011. C. 20-25. https://elibraryru/author_items.asp

77. Stroud MH, Prodhan P, Moss MM, Anand KJ. Redefinindo a hora dourada no transporte pediátrico // Pediatra Criteria Care Med. 2008 Jul;9(4):435-7. doi: 10.1097/PCC.0b013e318172da62.

78. Stroud MH, Trautman MS, Meyer K et. al. Transporte interfacilidades pediátrico e neonatal: resultados de uma conferência de consenso nacional. Pediatria. 2013 ago;132(2):359-66. doi:10.1542/peds.2013-0529.

79. Stroud MH, Gupta P, Prodhan P. Efeito da altitude sobre a oxigenação cerebral durante o transporte interfacilitário pediátrico. Cuidados Emergentes Pediatras. 2012 Abr;28(4):329-32. doi: 10.1097/PEC.0b013e31824d8b3c

80. Loane M., Dolk H., Morris J. K. Risco específico da idade materna de anomalias não cromossómicas. B.jog 2009, 1 16:1111-1119.

81. Zwink N., et. al. Comparação dos factores de risco ambiental para atresia esofágica, malformações anorretais, e o fenótipo combinado em 263 famílias alemãs // Dis Esophagus. 2016 Nov;29(8):1032-1042. doi: 10.1111/dote.12431

82. Steele C. Caso de esôfago deficiente // Lanceta. 1988. Vol. 2. P. 764

83. Griffiths J., Lavenson R. Malformação congénita do esófago com o relatório de um caso // Pediatra. 1909. Vol. 3. P. 161-169.

84. Plass E. Atresia congénita do esófago com fístula traqueoesofágica; associada a um relatório de caso de rim fundido e a um levantamento da literatura sobre anomalias congénitas do esófago // Johns Hopkins Hosp. Rep. 1919. Vol. 18. P. 259.

85. Lanman T. Atresia congénita do esófago. Um estudo de trinta e dois casos // Arco. Surg. 1940. Vol. 41. P. 1060–1083.

86. Haight C., Towsley H. Atresia congénita do esófago com fístula traqueo-esofágica. Ligação extrapleural da fístula e anastomose de ponta a ponta de segmentos esofágicos // Surgimento. Ginecol. Obsteto. 1943. Vol. 76. P. 672–688.

87. Franklin R. Obstrução congénita do esófago. Dois casos tratados com sucesso por anastomose // Lancet 1947. Vol. 2. P. 243.

88. Howard R., Myers N. A. Atresia esofágica: uma técnica de alongamento da bolsa superior // Cirurgia. 1965. Vol. 58. P. 725–727

89. Bairov G.A. Cirurgia de malformações. L.: Medicine, 1968.687 p.

90. Karavaeva S.A., Kotin A.N., Nemilova T.K., et al. História da cirurgia de atresia esofágica (baseada em materiais do Centro de Cirurgia Neonatal de São Petersburgo) // Boletim Russo de Cirurgia Pediátrica, Anestesiologia e Cuidados Críticos. -2011.№1.-C. 9-12.

91. Nemilova T.K. Bairov V.G., Kagan A.V. et al. Atresia do esófago: 48 anos de experiência de tratamento em São Petersburgo // Cirurgia Pediátrica. - 2003. - №6.- C. 14-16.

92. Ergashev N.Sh., Rakhmatullaev A.A. A primeira esofagocoloplastia bem sucedida na atresia esofágica de uma criança // Materiais de V conferência científico-prática com participação internacional dedicada ao 70º aniversário dos departamentos de cirurgia pediátrica. Tashkent, 10-11 de Novembro de 2017. p. 42

93. Krasovskaya T.V., Kucherov Y.I., Batayev Kh.M. Tácticas cirúrgicas em várias formas de atresia esofágica // Cirurgia pediátrica. - № 5. - C. 46-50.

94. Friedmacher F., Puri P. Anastomose primária atrasada para a gestão da atresia esofágica de longa distância: uma meta-análise de complicações e resultados a longo prazo.// Pediatra. Surg. Int.- 2012.- Vol.28, N 9.- P.899-906.

95. P. Bagolan, L. Valfrè, F. Morini, A. Conforti. Atresia esofágica de longa distância: crescimento de tracção e anastomose - antes e depois.// Dis. Esophagus.- 2013.- Vol.26, N 4.- P.372-379.

96. Kovalchuk V.I., Novosad V.V. Tratamento da atresia esofágica com grandes diástases entre os seus segmentos // Cirurgia na Europa Oriental. 2015. № 3 (15). C. 23-27.

97. Bataev H.M. Razumovsky A.Y., Zakharov A.I. et al. Sobre os termos de plastia esofágica em crianças com atresia esofágica // Cirurgia. 2002. -№ 11.-C. 19-23.

98. Brevdo F.F. Anastomose diferida na atresia esofágica // Cirurgia Pediátrica. 2003. - № 6. - C. 54.

99. Novozhilov V.A. Kozlov Yu.A., Ionushene S.V. et al. Tratamento cirúrgico da atresia esofágica // Problemas modernos de pediatria e cirurgia infantil: colecção de trabalhos científicos - Irkutsk, 2000. - C. 158-161.

100. Chepurnoy M.G., Katsupeev V.B. Esofagocoloanastomose abdominal em plastia esofágica após dupla operação de esofagostomia em crianças com atresia esofágica: uma publicação científica // Cirurgia Pediátrica. - M., 2011. - №1. C. 8-10.

101. Livaditis A. Atresia esofágica; um método de sobrebridação de grandes lacunas de segmentos // Z. Kinderrchir. 1973. Vol. 13. P. 298

102. Kimura K., Soper R. Alongamento esofágico extratorácico multiesporágico para atresia esofágica de longo intervalo // J. Pediatr. Surg. 1994. Vol. 29. P. 566–568

103. Foker J. E., Linden B. C., Boyle E. M. et al Desenvolvimento de uma verdadeira reparação primária para todo o espectro da atresia esofágica // Ann. Surg. 1997. Vol. 226. P. 533–543

104. Akselrov M.A., Emelyanova V.A. Atresia do esófago com diástase intratável. toracoscopia ou toracotomia? Cirurgia pediátrica. 2017. № 3 (56). C. 38-43.

105. Akselrov MA, Emelyanova VA, Malchevsky VA, Akselrov AM Atresia do esófago com diástase "irresistível". opções endo-cirúrgicas // Na colecção:

Questões temáticas de cirurgia pediátrica Materiais da VIII Conferência Republicano-Científica-Prática com participação internacional. 2017. C. 24-26.

106. Alkhasov A.B., Razumovsky A.Y., Mokrushina O.G., Chundokova M.A., Gebekova S.A. Análise comparativa dos resultados do tratamento em crianças com atresia esofágica após esofago-esofagoanastomose atrasada e coloesofagoplastia // Cirurgia Pediátrica. 2017. T. 21. № 5. C. 228-233.

107. Razumovsky A.Y., Hanverdiev R.A. Resultados imediatos da correcção toracoscópica da atresia esofágica em recém-nascidos: uma publicação científica // Cirurgia Pediátrica. - M. , 2011. - №4. - C. 4-9.

108. Tereschenko O.A., Mazurova I.G., Polev A.V., Strukovsky A.E. Abordagem ao tratamento cirúrgico da atresia esofágica Saúde Nacional. 2015. № 1. C. 161-165

109. Rothenberg S.S. Reparação toracoscópica da atresia esofágica e da fístula traqueo-esofágica em recém-nascidos, a primeira década de experiência. // Dis. Esophagus.- 2013.- Vol.26, N 4.- P.359-364.

110. Lai D., Miyano G., Juang D. et al. Padrões actuais de prática e técnica na reparação da atresia esofágica e da fístula traqueo-esofágica: um inquérito IPEG // J. Laparoendosc. Adv. Surg. Técnica. 2013. Vol. 7. P. 635-638.

111. M.Yamoto, N.Urusihara, K.Fukumoto .

112. B. Wang, J.Tashiro, B.J.Allan et.al. Uma análise nacional dos resultados clínicos entre recém-nascidos com atresia esofágica e fístulas traqueo-esofágicas nos Estados Unidos // J. Surg. Res.- 2014.- Vol.190, N 2.- P.604-612.

113. Subsídio para anestesia Yusupova T.V. durante a correcção cirúrgica da atresia esofágica // Bulletin of Surg. Medicina . 2014. № 4 (22), c.45-46

114. Razumovsky A. Yu., Golodenko N. V. et al. Correcção toracoscópica da atresia esofágica em recém-nascidos: primeira experiência na Rússia // Cirurgia. - – M. , 2010. - №7. - C. 60-64.

115. Razumovsky A.Y., Mokrushina O.G., Khanverdiev R.A. Correcção toracoscópica da atresia esofágica e da fístula traqueobesofágica de acèsso

extrapleural: uma publicação científica // Cirurgia Pediátrica. - M. , 2011. - №2. - C. 4-6.

116.	Baibarina Ye.N., Degtyarov D.N., Kucherov Yu.I. Melhoria dos cuidados cirúrgicos precoces para crianças com malformações congénitas // Boletim Russo de Perinatologia e Pediatria. -№2. - – C. 12-19

117.	Long AM et al. Atresia esofágica sem fístula traqueo-esofágica distal: Gestão e resultados de uma coorte baseada na população. J Pediatr Surg. 2017 Fev;52(2):226-230. doi: 10.1016/j.jpedsurg.2016.11.008.

118.	Peters RT, Ragab H, Columb MO et.al. Mortalidade e morbilidade na atresia do esófago. Pediatr Surg Int. 2017 Sep;33(9):989-994. doi: 10.1007/s00383-017-4124

119.	Akselrov M.A., Emelyanova V.A. Atresia do esófago. Existem ainda questões por resolver? // Na colecção: Tecnologias inovadoras em medicina pediátrica do Distrito Federal do Norte do Cáucaso 2017. C. 12-14

120. Parshikov V.V., Zheleznov A.S., Strizhenok D.S. et al. Análise das complicações do tratamento cirúrgico da atresia esofágica em recém-nascidos // boletim russo de cirurgia pediátrica, anestesiologia e cuidados intensivos. - – M., 2011. - № 2. C. 30-32.

121.	Kovalchuk V.I. Tratamento cirúrgico da atresia esofágica, prevenção de complicações pós-operatórias // Cirurgia na Europa Oriental. 2015. № 1 (13). C. 50-57.

122.	Bairov V.G. Operações repetidas em crianças com atresia esofágica: Dissertação de Doutoramento em Medicina. - 188 c.

123. Allal H., Perez-Bertolez S., Maillet O. et al. Estudo comparativo da toracoscopia versus toracotomia na atresia do esófago // Cir. Pediatr. 2009. Vol. 22. P. 177–180.

124. Dingemann C., Zoeller C., Ure B. Reparação toracoscópica da atresia esofágica: resultados de uma abordagem selectiva.// Eur. J. Pediatra. Surg.- 2013.- Vol.23, N1.- P.14-18.

125. Shcherbina V.I., Mashkov A.E., Tsuman V.G. et al. Tratamento da falha da anastomose e estenose após esofagoplastia em recém-nascidos com atresia esofágica / / / Cirurgia Pediátrica. - – M., 2008. - №6. - C. 21-24.

126. Babliak D.E. Falha da anastomose esofágica na plastia radical da atresia esofágica congénita // Cirurgia do tórax. -№ 4. - C. 63-69.

127. A. L. Azakpa,O. M. Moulot,M. Ehua, R. Bankole-Sanni. Reoperação de Estruturas Anastomotoras após Reparação da Atresia Eesofágica: An Uncommon Event // Afr J Paediatr Surg. 2017 Abr-Jun; 14(2): 34-36.doi: 10.4103/ajps.AJPS_62_15

128. Van der Zee D., Hulsker C. Cateter balão esofágico para estenose esofágica benigna em bebés e crianças.// Surgimento. Endosc.- 2014.- Vol.28, N 4.- P.1126-1130.

129. Shawyer A. C., Pemberton J., Flageole H. Gestão pós-operatória da atresia traqueo-esofágica esofágica e do refluxo gastroesofágico: Um inquérito anual da Associação Canadiana de Cirurgiões Pediátricos. In Journal of Pediatric Surgery.- 2014.-Vol. 49, pp. 716-719. https://doi.org/10.1016/j.jpedsurg.2014.02.052

130. Chepurnoy M.G., Chepurnoy G.I., Katsupeev V.B. et al. Falha de suturas de anastomose esofágica na sua atresia // Boletim Médico do Cáucaso do Norte. - – 2014. - T.9. №2. - – C. 129-130.

131. JH Seo, et al. Uma experiência de 18 anos de fístula traqueo-esofágica e atresia esofágica. Revista Coreana Pediatr.-2010; 53(6): 705-710. https://doi:10.3345/kjp.2010.53.6.705

132. Sharma D, Murki S, Pratap T. Fuga anastomótica após reparação primária da fístula traqueo-esofágica: uma condição horrível. BMJ Case Rep 2014. https://doi:10.1136/bcr-2014-203982

133. S. Mathur, S. A. Vasudevan, D. M. Patterson, S. F. Hassan, E. S. Kim, Novel use of glycopyrrolate (Robinul) in the treatment of anastomotic leak after repair of esophageal atresia and tracheoesophageal fistula. Journal of Pediatric

Surgery. - 2011.- 46. https://doi:10.1016/j.jpedsurg.2010.11.040.

134. Chang E.Y. et al. Características clínicas e tratamento da atresia esofágica: uma única experiência institucional. // J Korean Surg Soc. 2012 Jul;83(1):43-9. doi: 10.4174/jkss.2012.83.1.43. Epub 2012 Jun 26.

135. PinheiroP.F., Simões e Silva A.C., Pereira R.M. Conhecimento actual sobre atresia esofágica.// Mundo J. Gastroenterol.- 2012.- Vol.18, N 28.- P.3662-72. https://doi.org/10.3748/wjg.v18.i28.3662

136. Jain P, Debnath PR, Jain V, Chadha R, Choudhury SR, Puri A. Múltiplas complicações anastomóticas após reparação da atresia esofágica com fístula traqueo-esofágica: Um relatório de dois casos. Afr J Paediatr Surg 2011;8:244-8

137. Al Tokhais T., Zamakhshary M., Aldekhayel S. et al. Reparação toracoscópica de fístulas traqueo-esofágicas; um estudo caso-conjunto controlado // J. Pediatric. Surg. 2008. Vol. 43. P. 805–809.

138. Kovalchuk V.I. , Novosad V.V. Avaliação comparativa dos resultados do tratamento cirúrgico da atresia esofágica. // Notícias de cirurgia. 2010. T-18, №3. C. 97-102

139. Openisheva A.V. Experiência no tratamento da atresia esofágica.// Colecção de artigos científicos da conferência "Novas tecnologias em cirurgia pediátrica". 2014. C. 163-174. https://elibrary.ru/download/elibrary_23297580_41789986.pdf

140. Gebekova S.A. Adiamento da esofago-esofagoanastomose na atresia esofágica: Ph. - c.90

141. Okunev N.A., Vlasov A.P. et al. Características comparativas da sutura de uma e duas filas do esófago na sua atresia // Cirurgia Pediátrica. 1999.-№2. C. 38-42

142. Hagander L, Muszynska C, Arnbjornsson E et al. Tratamento profiláctico com inibidores de bomba de prótons em crianças operadas por atresia de esófago. Eur. J. Pediatra. Surg. 2012; 22: 139-142.

143. Koivusalo AI, Rintala RJ, Deputado Pakarinen. Outcomes of fundoplication in oesophageal atresia associated gastrooesophageal reflux

disease.// J Pediatr Surg. 2018 Feb;53(2):230-233. doi: 10.1016/j.jpedsurg.2017.11.011.

144. Schier F., Indicações para procedimentos laparoscópicos anti-refluxo em crianças. // Semin Laparosc Surg. 2002 Set;9(3):139-45.

145. Abdelrahim S.M.H. Tratamento cirúrgico do refluxo gastroesofágico em crianças operadas por atresia esofágica // Diss. das ciências médicas, Ufa, 2010. C.149

146. Vollert TA, Kornilova AB, Karavaeva SA, Kotin AN Diagnóstico do refluxo gastroesofágico em crianças pequenas operadas por atresia esofágica // Neonatologia, cirurgia e medicina perinatal - Kiev. 2014. - VOL. IV, NO. 2 (12). C. 69-72.

147. Murase N, Uchida H, Kaneko K, Ono Y, Makita S, Yokota K. Efeito profiláctico do bloqueador H2 para anastomose após reparação da atresia esofágica.// Pediatr Int. 2015 Jun;57(3):461-4. doi: 10.1111/ped.12529

148. Donoso F, Lilja HE. Factores de risco para as estruras anastomóticas após reparação da atresia esofágica: os inibidores profilácticos da bomba de protões não reduzem a incidência de estruras.// Eur J Pediatr Surg. 2017 Fev; 27(1):50-55.

149. K.Walker, R.Halliday, N.Badawi et.al. Resultado do desenvolvimento precoce após cirurgia para atresia esofágica // J. Paediatr. Saúde infantil.- 2013.- Vol.49, N 6.- P.467-70.

150. Koivusalo A., Pakarinen M., Rintala R. Resultados modernos da atresia esofágica: experiência de centro único ao longo dos últimos vinte anos. J Pediatr Surg 2013;48:297-303.

151. Mortell AE, Azizkhan RG. Reparação da atresia esofágica com toracotomia: a experiência contemporânea de Cincinnati. Semin Pediatr Surg. 2009;18:12-19.

152. Paramalingam S., Burge D.M., Stanton M.P. O dreno torácico intercostal operativo não é necessário após reparação extrapleural ou transpleural da atresia esofágica.// Eur. J. Pediatra. Surg.- 2013.- Vol.23, N 4.- P.273-5.

153. Patel R.V., Jackson P.B., Coppi P.De, A.Pierro. Exclusão da atresia esofágica pela passagem de uma sonda nasogástrica: uma excepção à regra // BMJ Case Rep.- 2013.- 18;Nov. 2013. pii: bcr2013201175. doi: 10.1136/bcr - 2013-201175.

154. Sharma N., Srinivas M. Laryngotracheobroncoscopia antes da atresia esofágica e reparação da fístula traqueo-esofágica - seu uso e importância.// J. Pediatr. Surg.- 2014.- Vol.49, N 2.- P.367-9.

155. Krasovskaya T.V., Kucherov Y.I., Bataev S.-H.M. Complicações do tratamento cirúrgico da atresia do esófago // Cirurgia Pediátrica. -2001. № 3. - C. 44-46.

156. Bókay J, Kis E, Verebély T. Myoelectrical activity of the stomach after surgical correction of esophageal atresia.// J Pediatr Surg. 2005 Nov;40(11):1732-6.

157. Li K, Zheng S, Xiao X, Wang Q, Zhou Y, Chen L. As características estruturais e expressão de neuropeptídeos no esófago de pacientes com atresia esofágica congénita e fístula traqueo-esofágica. // J. Pediatr Surg. 2007 Ago;42(8):1433-8.

158. Mokrushina O.G... Restauração das funções esofágicas após aplicação da esofago-esofagoanastomose em recém-nascidos // Diss. das ciências médicas, Moscovo, 2004. C. 101

159. Rakhimov BS, Rakhimov DA, Akkuziev I, Shevketova LS Diagnóstico pré-hospitalar e preparação pré-operatória de recém-nascidos com atresia esofágica: uma publicação científica // Bulletin of Emergency Medicine. - Tashkent, 2010. - №3. - C. 102.

160. Ergashev B. B. Diagnóstico e tratamento da atresia esofágica em recém-nascidos: uma publicação científica // Pediatria. - Tashkent, 2011. - N3-4. - C. 19-21.

161. Rebrova O. Análise estatística de dados médicos. Aplicação do pacote de software aplicado STATISTICA. Moscovo: Media Sphere, 2006. - 305 c.

162. Kochetov A.G. et al. Métodos de Processamento Estatístico de Dados Médicos. Recomendações metódicas. MOSCOVO: RCNPC, 2012. - 42 c.

ERGASHEV BAKHTIYOR BERDALIEVICH

D. em Medicina, Chefe do Centro Republicano de Formação e Metodologia
de Cirurgia Neonatal no ROC, Professor do Departamento de Cirurgia
Pediátrica Hospitalar do Instituto Médico Pediátrico de Tashkent. É autora
de 4 directrizes, 2 patentes de invenção e mais de 130 artigos científicos.

ESHKABILOV SHUKURALI DAVLATMURATOVICH

Doutor em Filosofia (PhD) em Ciências Médicas, cirurgião do Centro
Nacional Curativo e Metodológico de Cirurgia Neonatal da Igreja
Ortodoxa Russa, autor de 2 recomendações metódicas, 1 patente de
invenção, mais de 20 obras científicas.

NURALI NURMUKHAMMEDOVICH NAZAROV

D. em medicina, professor associado no Departamento de Cirurgia
Pediátrica Hospitalar, Instituto Médico Pediátrico de Tashkent. Autor de 3
recomendações metodológicas, 2 patentes de invenção e mais de 30
trabalhos científicos

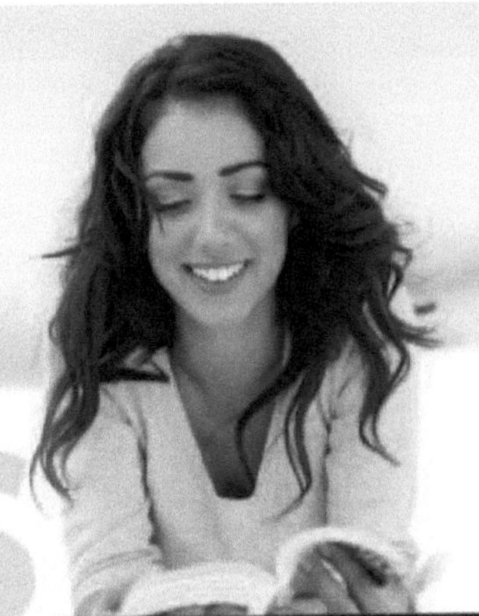

Buy your books fast and straightforward online - at one of world's fastest growing online book stores! Environmentally sound due to Print-on-Demand technologies.

Buy your books online at
www.morebooks.shop

Compre os seus livros mais rápido e diretamente na internet, em uma das livrarias on-line com o maior crescimento no mundo! Produção que protege o meio ambiente através das tecnologias de impressão sob demanda.

Compre os seus livros on-line em
www.morebooks.shop

KS OmniScriptum Publishing
Brivibas gatve 197
LV-1039 Riga, Latvia
Telefax: +371 686 204 55

info@omniscriptum.com
www.omniscriptum.com

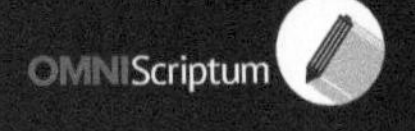

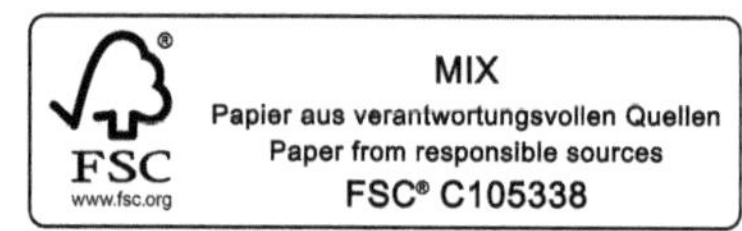

Printed by Books on Demand GmbH, Norderstedt / Germany